1分間養生訓

人生の後半を幸福に生きるための30のヒント

帯津良一×鳴海周平

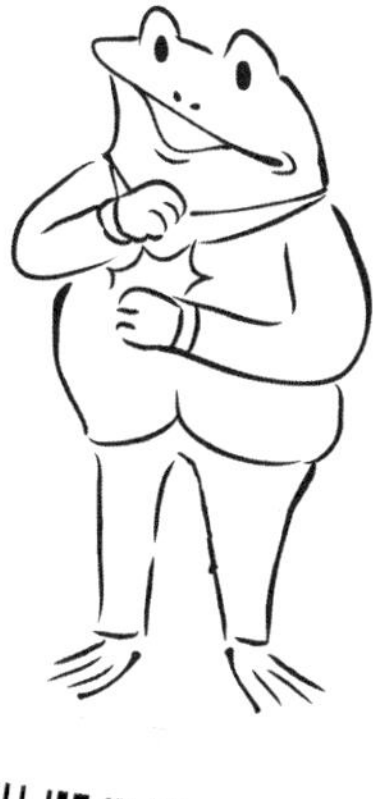

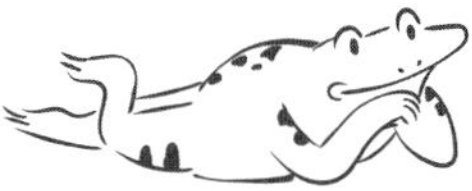

第3章　人生の後半を豊かに生きるために　177

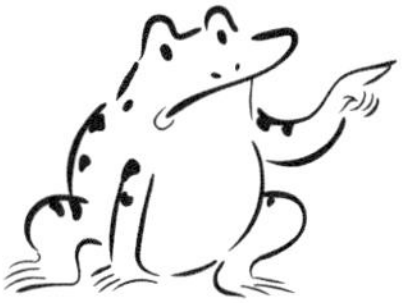

はじめに

「人生の後半」と聞いて、いまは「人生百年」と言われているから、五十歳くらいからかなぁ、なんて漠然と思っていましたが、昨年、僕もめでたくその折り返し点を通過したことで、あらためて「人生の後半」を意識するようになりました。

つまり、現在の僕は「人生の後半をスタートさせたばかり」という状態です。

そんな「後半のスタート」にあたって、僕がずっと「理想的な年齢の重ね方」のお手本としている帯津良一先生に、よりよい「人生の後半」を送るための秘訣を訊いてみよう！と思い立ったのが、この本を書くきっかけです。

今年八十六歳になった帯津先生は「六十代の頃は、いまが人生の華だと思いましたが、七十代になってみると、これがまたいい。そして、八十代になったいま、人生がますます楽しくなってきているんです」と仰っています。まさに、人生の後半を豊かに生きるお手本！

人間をまるごと診るホリスティック医学の第一人者・帯津良一先生による幅広い健康観からのアドバイスは、人生の後半を幸福に生きるためのヒントで満ちているに違いありません。


そして、帯津先生が敬愛する江戸時代の賢人・貝原益軒さんもまた、人生の後半を幸福に生きたお手本のような人物。

「老後一日も楽しまずして、空しく過ごすはおしむべし。老後の一日、千金にあたるべし（千金にも値するような人生の後半を楽しまないのはもったいない！）」と自身の著作『養生訓』で述べているとおり、お酒をこよなく愛し、二十二歳年下の愛妻と一緒に各地を旅しながら二百冊もの著作を書き上げるという晩年を過ごしました。

いろいろと羨ましいですね（笑）。

江戸時代から三百年以上も読み継がれている超ロングセラーの『養生訓』。貝原益軒さんが最晩年にたどり着いた「人生の後半を幸福に生きるためのヒント」を、医学博士の帯津良一先生の知見をお借りしながら一緒にひもといていきたいと思います。

鳴海周平

第1章

貝原益軒さんが『養生訓』で伝えたかったこと

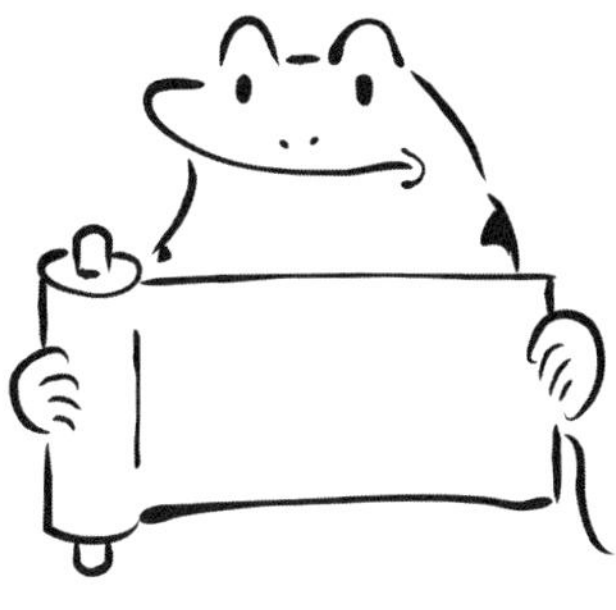

1 なにごとも、ほどほどがよい

『養生訓』には「中を守る」という言葉がよく出てきます。

これは過不足のないこと、つまり「ほどほど」とか「中庸《ちゅうよう》」のことでしょう。

たとえば、食事については「空腹は避けるが、食べ過ぎもよくない」とか、日常生活では「飲食や衣服、住居などに完璧な美しさを求めないほうが、氣持ちも楽でいられる」として「完璧を求めない考え方がよいのは、生活全般におけるすべてのことに当てはまる」と述べています。

以前、ジャーナリストで政治評論家の竹村健一さんと対談させていただいたとき、まさに「中を守る生き方だなぁ」と感銘を受けたことがありました。

「僕はこれまでに、なにかに一生懸命になったという記憶がないんです。努力も好きじゃない。もともと『完璧をめざそう』なんて思っていないですからね。僕はよく六十点主義と言っているんです。人生には『いい加減（良い加減）』というのが必要なんじゃないでしょうか」

数多くのベストセラーを世に出し、日本一講演料の高い講師と言われながら全国からの講演依頼がひっきりなしだったという竹村健一さんの言葉には説得力があります。

対談の最後に「いい加減になる方法はありますか？」と質問したところ「まず、いい加減になろうと思うことかなあ……まあ、なんでも氣楽にやったらいいんです」という答えが返ってきました。

完璧へのこだわりが少なくなるほど、いい加減（ほどよい加減）になる。

益軒さんの言うように、なにごともほどほどがいい、ということですね。

そういうわけで、この本もほどほどな感じで読みすすめてください。

『養生訓』の教え

養生の道は、中（中庸）を守ること。中を守るとは過不足のないことをいう（巻第二）

たいていのことは完璧を求めると、楽しくなくなる。他人に完璧を求めて足りない部分を怒ったりすると心にもよくない。日用の飲食や衣服、住居や家具、庭の草木に対しても、完璧な美しさを求めず、ほどほどがよい。こうしたことが氣を養う工夫である（巻第二）

古人も「酒はほろ酔い、花は半開」がよいと言っている。少し物足りないくらいが、その先の楽しみもあるというものだ（巻第二）

2 人生は楽しい！　後半はとくに楽しい!!

「楽しみは是人のむ（生）まれ付《つき》たる天地の生理なり。楽しまずして天地の道理にそむくべからず」（巻第二）

益軒さんは「人生とは楽しいものであり、それは天地の道理として決まっていること」と考えていたようです。

じつは、僕が師事していたヒーリングの先生も「人生とは楽しいもので、それは宇宙の法則なんです」と、常々教えてくれていました。

宇宙には「人生は楽しい」という厳然とした摂理が存在しているのかもしれません。

さらに、益軒さんはこうも述べています。

「老後一日も楽しまずして、空しく過ごすはおしむべし。老後の一日、千金にあたるべし（千金にも値するような人生の後半を楽しまないのはもったいない）」（巻第八）

人生の後半は、とくに楽しい！と言っているんですね。

冒頭で紹介した「六十代の頃は、いまが人生の華だと思いましたが、七十代になってみると、これがまたいい。そして、八十代になったいま、人生がますます楽しくなってきているんです」という帯津先生の言葉そのものです。

益軒さんの晩年期に生まれた人物に神沢《かんざわ》杜口《とこう》がいます。杜口さんは四十歳頃に京都町奉行所の与力という役職を退職した後、四十四歳で奥さんに先立たれましたが、京都の下町に住みながら一人暮らしでの体験などをもとに『翁草《おきなぐさ》』二百巻を書き上げました（この著作は江戸時代を知る第一級の資料となっています）。

見聞を広めるため、八十歳になっても一日に五〜七里（二十〜二十八キロメートル）歩いていたという杜口さん。子どもからの同居の誘いにも「別々に住んで、時々会うほうが嬉しい心地がする」と言って別々に暮らし、家禄（年金のようなもの）を生活費としながら、借家での質素な暮らしを続けていたことも、適度な緊張感になっていたのかもしれません。

心身ともに健康で、さまざまなことに好奇心を持ちながら晩年を過ごした杜口さんの生き方は、益軒さんのいう「人生の幸福は後半にあり」そのものだと思います。

『養生訓』の教え

楽しみは人に生まれつき備わった天性のものだから、人生を楽しまないことは天地の道理に背くことになる。いつも、楽しむ氣持ちを忘れないことが養生の基本となる（巻第二）

長生きをすると、そのぶん楽しみや益が多くなる。それまで知らなかったことを知ることができ、できなかったことができるようになる。学問を深めて、知識を増やす喜びもまた長生きすることで得られる（巻第一）

とくに人生の後半は、日々を楽しまずに過ごすことはもったいない。人生後半の一日は値千金なのだから（巻第八）

3 楽しむために「養生」する

では、具体的に「人生を楽しむ」とは、どんなことなのか?
益軒さんは「人生の三楽」として次のように述べています。

「一には身に道を行ひ、ひが事なくして善を楽しむにあり。二には身に病なくして、快く楽しむにあり。三には命ながくして、久しく楽しむにあり」（巻第一）

人生の楽しみは「善いおこないをして、健康で、長生きすること」だと言うんですね。

そして、この「三楽」を実現するためのさまざまなアドバイスを記したものが『養生訓』というわけです。

益軒さんが『養生訓』で繰り返し述べているのは「元氣を害するもの」を取り去って「元氣を養うこと」を実践するという二つのこと。「元氣を害するもの」を「内欲」と「外邪」とし、「元気を養うこと」を日常の飲食や生活習慣などから提案しています。

・内欲をおさえる

すべてのことにおいて、ほどほどをこころがける。

・外邪をふせぐ

四害（風・寒・暑・湿）などの影響を受け過ぎないように生活する。

・元氣を養う

こころとからだが喜ぶ「環境」や「飲食」を取り入れる。

それぞれのテーマについて、益軒さんからのアドバイスを次章からみていきましょう。

『養生訓』の教え

養生の基本は元氣を保つこと。その方法として「元氣を害するものを取り去ること」と「元氣を養うこと」の二つがある。元氣を害する「内欲」と「外邪」を取り除き、飲食や日常生活で元氣を養う（巻第一）

一日を通して「元氣」を養ったことと、損なったことを比べてみるとよい。養生とは、元氣を養うことをこころがけ、損なうことをしないことである（巻第二）

第2章

『養生訓』の知恵をひもとく

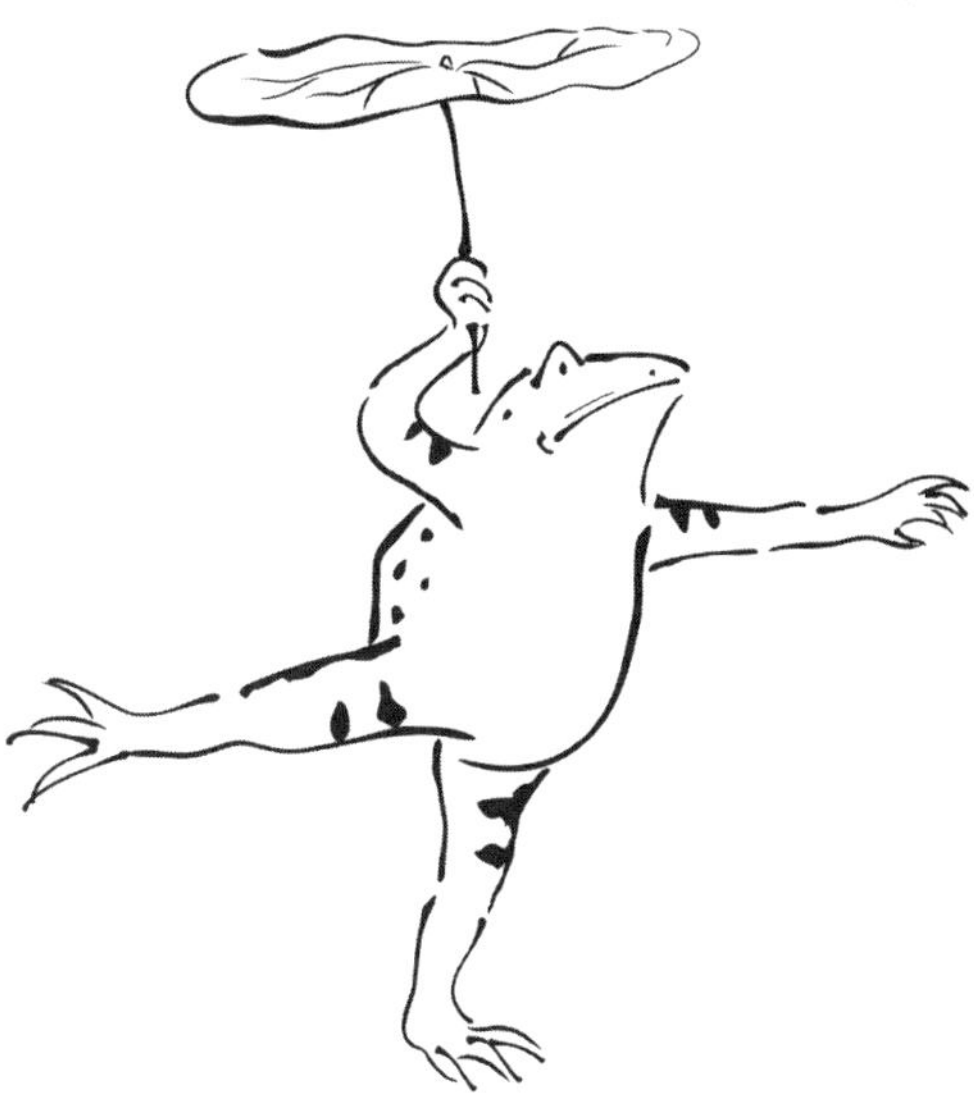

4 食　好きなものを少しずつ

全八巻におよぶ『養生訓』のうち「飲食」については二巻にわたって書かれています。

益軒さんは、食べることと飲むこと（食養生）を、それだけ重要視していたんですね。

中国に伝わる養生法に益軒さんの体験を加え、具体的なアドバイスとして紹介しています。

なかでも、僕がもっとも共感するのが「好きなものは脾胃《ひい》（消化器系）が好むものだから、からだの補いになる」というところ。

「好き嫌いしちゃいけません」ではなく「好きなものを食べなさい」というアドバイスは、なんだか嬉しくなりますよね（笑）。

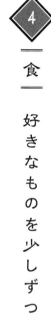

この言葉は、明から清の時代にかけて活躍した劇作家・李《り》笠《りゅう》翁《おう》の「好けるものは薬にあつべし（好きなものは薬にあたる）」という言葉が、出処のようです。益軒さんは「とても理にかなっている」として『養生訓』で紹介しているわけですが、「ただし、好きだからといって食べ過ぎると、からだが傷つき、嫌いなものを少し食べるより悪い。好物を少し食べるなら効果がある」と続けています。

過ぎたるは、及ばざるが如し。やっぱり「ほどほど」が大事ということでしょう。

食事のバランスについては「五味のどれかに偏らないこと」と述べています。

五味とは「甘い・辛い・塩辛い・苦い・酸っぱい」のことで、これらを少しずつ食べると元氣でいられるというわけです。

バランスの目安には、他にも「五色」や「まるごと食」という考え方もあります。五色（さまざまな彩り）の食材を用いると「美しさ」を感じます。これは、黄金比などからもわかるように「自然界の理にかなったものは美しい」と、本能が感じているから。

そして、生きものはすべて生命を維持するための絶妙な栄養バランスで存在しているので、生命をまるごといただく「まるごと食」も、自然界の理にかなった食になるんですね。

『養生訓』の教え

美味しいと思うものは、からだが喜んでいる証拠である。ただし、食べ過ぎるとよくないから、好きなものを少しずつ食べるのがよい（巻第三）

五味（甘い・辛い・塩辛い・苦い・酸っぱい）の、どれかに偏ることなく食べていると、バランスのよい食事になる（巻第三）

5 ═食═ からだによい食べもの

前述のように「好きなものが、その人にとってのからだによい食べもの」ということを基本にしたうえで「なるべく新鮮なうちに食べるとよい」と益軒さんは述べています。

とれたての完熟野菜や、刺身でも食べられるような新鮮な素材は、たしかに美味しいし、元氣が湧いてきます。帯津先生も、刺身は大好物です。

昔から「身土不二《しんどふじ》」といって、自分のからだ（身）と住んでいる場所（土）は二つに分けられない（不二）という考え方があります。

そのため、住んでいるところの季節が変わると、からだも氣候に合った状態に変化するわけですが、そのたすけとなるのが「近くでとれた旬のもの」。

季節によって着ている服を衣替えするように、からだもまた「近くでとれた旬のもの」をいただくことで、季節の変わり目にもスムーズに対応ができるというわけです。

帯津先生は「近くでとれた旬のもの」について次のように述べています。

「こうした食べものは、大地のエネルギーをふんだんに持っています。とくに、いま、目の前でにょきにょき生えてきたようなものが最高で、季節の香味に満ちた『旬のもの』、そして身近なところで収穫された『地場のもの』がよいのです」

益軒さんは「好んで食べるとよい五つのもの」として「清いもの、香りのよいもの、硬くないもの、味が薄めのもの、性質のよいもの」を挙げています。

帯津先生の仰る「香味に満ちた旬のもの」「身近なところで収穫された地場のもの」は、まさしくこうした条件を満たす「からだによい食べもの」だと思います。

近くでとれた旬のものを食べるとからだが喜ぶのは、自然界の理にかなっているからであり、人生の後半を幸福に生きるためのバロメーターにもなります。

からだも、自然界の一部。

自然界の分身だから「自分」なのでしょうね。

『養生訓』の教え

どのような食べものも、なるべく新鮮なものを食べるほうがよい（巻第三）

清いもの、香りのよいもの、硬くなく、味は薄めで、性質のよい食べもの。

この五つを好んで食べなさい（巻第三）

食べものはみな「陽氣」を持つ新しいものを食べるとよい。日にちが経って「陰氣」になったものは食べないように（巻第四）

6

食 お腹いっぱいにしない

健康・長寿の方に元氣の秘訣を訊くと、ほとんどの方から「食べ過ぎないこと」という答えが返ってきます。

「腹八分で医者いらず、腹六分で老いを忘れる、腹四分で神に近づく」というヨガの教えがあったり「人は食べる量の四分の一で生きている。あとの四分の三は医者が食う」という言葉がエジプトの遺跡から発見されていることからも「食べ過ぎないこと」は、昔から健康・長寿の秘訣だったことがわかります。

でも、ついつい食べ過ぎちゃう氣持ちも、よーくわかります（笑）。

じつは、僕も大好きな甘いものがあると、なかなか八分目で抑えられずにいたのですが、人生の後半を迎えるにあたって一念発起。いろいろと試してみた結果、いくつかの効果的な「食べ過ぎないコツ」にたどり着くことができました。

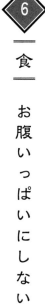

〈食べ過ぎないコツ〉

①ゆっくり、よく噛んで、味わって食べる
②ひと口ごとに箸を置く
③『孤独のグルメ』のように（こころのなかで）解説しながら食べる

じっさいに食べた量と、脳のなかの「満腹中枢」には「時差」があるそうです。だから「もう、お腹いっぱい」と思ったときには、すでに食べ過ぎなんですね。時間をかけて食べていると、自然にその「時差」が縮まって、結果、腹八分目でも十分満足できてしまいます。

「食べ過ぎないコツ」で紹介した項目は、そのための時間稼ぎのようなもの。どれか一つでもいいので、少しの期間続けてみて「あれ？　なんだか、食べ過ぎないほうが調子いいなぁ」という実感が持てるようになると、自然に食べ過ぎることもなくなっていますよ。

『養生訓』の教え

食べものも、飲みものも、ちょうどよいと思う量より控えめの七、八分目でやめておくのがよい。それでも、少し時間が経つと十分満足できるものである。食べているときに満足だと感じたら、もう食べ過ぎている（巻第三）

ほどほどに食べると、胃腸に隙間ができて氣がめぐりやすくなる。食べものも消化しやすくなって、すべてが栄養としていきわたる（巻第三）

我が家で食べるときは節制できても、宴会の席などでは、つい飲食の量も多くなりがちである。そういった席では、とくに節制に氣をつけること（巻第三）

7 食 食べるべきタイミング

「朝食いまだ消化せずんば、昼食すべからず。点心などくらふべからず。昼食いまだ消化せずんば、夜食すべからず」（巻第三）

このテーマへの貝原益軒さんの回答です。

朝ご飯を食べてから、まだお腹が空いていない（消化していない）うちは昼ご飯を食べないほうがいいし、昼ご飯を食べてからもお腹が空くまで晩ご飯は食べないほうがいい、と言っています。点心というのは、間食や軽食、おやつのようなイメージでしょう。

お腹が空いていないのに「時間だから」とか「つい習慣で」という理由で食べてしまうことを、益軒さんは戒めているわけです。

帯津先生に、一日の食事を訊いてみたところ「朝はココアと昆布茶だけ。昼は忙しいので麺類やカレーライスなどの一皿もの。夜はお酒を飲みながらゆっくりと時間をかけて楽しみますが、朝と昼は義理で食べているようなもの（笑）」とのことでした。

僕も、以前は三食しっかり食べていましたが、ここ数年は、朝にトマトか果物を少しとアーモンド数粒、昼はゴマやきな粉、亜麻仁油などを混ぜたヨーグルトと小さなパンを一つ（よくモデルみたいって言われます　笑）。朝と昼が少ない分、夜はふつうにいただく（しかも、おやつ付き！）という食事スタイルです。

出張先では朝昼兼用でブランチを楽しんだりしますが、帯津先生と同じく、朝昼の食事は軽めのことがほとんど。すると、夕方頃から自然にお腹が空いてきて、夕食がとても美味しく感じられます。

ただ、いちがいにこうした食事スタイルがよいということではなく、年齢や体質、生活リズムなどによっても、食事の量や回数は自然に変わってくるでしょう。たいせつなのは、からだの声を素直に聴くこと。つまり、「ご飯は、お腹が空いてから食べる」ことが、その人にとっての「食べるべきタイミング」ということになります。

江戸幕府の第三代将軍・徳川家光公から「なにか美味いものが食べたい」というリクエストを受けた沢庵《たくあん》和尚が、家光公をさんざん待たせた挙句に「漬物」と「お湯かけご飯」を出したところ「こんな美味いものは食べたことがない！　今日からこれを『沢庵漬け』と名づけよ」と言ったことから「沢庵漬け」が生まれた、というのは有名なお話。

天下の将軍様も、最高に美味い！　と感じるのは「空腹のとき」なんですね。お腹が空いているときに食べると、脳が活性化することもわかっていますから、人生の後半を幸福に生きるためにも「食べるべきタイミング」は、たいせつということです。

『養生訓』の教え

朝ご飯を食べてから、まだお腹が空いていないうちは昼ご飯を食べないほうがいいし、おやつなども食べないほうがよい。昼ご飯を食べてからもお腹が空くまで晩ご飯は食べないほうがよい（巻第三）

8 ＝食＝ 白菜と、大根と、豆腐

以前、自然食品店を営んでいる友人から「からだが弱っているときは、白菜を食べるといい」と聴いたことがあります。

「どうしてかっていうと、栄養がほとんどないから。ほとんどが水分で栄養もビタミンCが少し入っているくらい。でも、その中庸な（どちらにも偏っていない）感じが、弱っているからだにはやさしいみたいなんです。白菜の他にも、大根やホタテもからだが弱っているときにやさしい食材です。共通点は『白い』ということと『味が濃くない』ということですかね。だから、玄米よりも白米のほうが、からだが受け入れやすいと感じる人も多いのだと思います」

じつは、益軒さんも『養生訓』のなかで、豆腐や大根、お粥（白米）などを「からだにやさしい食材」として挙げています。どれも白くて、味が濃くないものばかりです。

宇宙の法則などを研究していた小林正観さんは『神さまに好かれる話』（三笠書房）のなかで、次のように述べています。

「日本の主食は『米』で、西洋の主食は『パン』。

さて、共通していることは何でしょう？

それは、どちらも『味が薄い』ということ。

『味が濃い』ものは美味しいと感じますが、毎日だと飽きてしまいます。でも、『味が薄い』と、まわりのおかずはどんな味でも引き立ちます。

それが、主食の条件です。

味が薄い主食の周りにはいろいろな味のものがたくさん集まって、全部が『美味しい！』と言われるようになります。

このことは、人間関係においても共通しているかもしれませんね。

すごく個性的で自己主張の強い人は時に魅力的に感じますが、同じような味の濃い人は、そばにいることが許されません。

ところが、味が薄い人は味が濃い人からも嫌われず、いろいろな人が集まってきます。

その結果、一人ひとりがすごく楽しくて、味の薄い人を媒介にお互いを褒めたたえ合う面白い集団になるようです。

『こういう生き方をすべきだ』と大声で言い始める（＝味が濃くなる）と、周りが息苦しくなります。ご飯やパンのように淡々と生きていくと、周りに人が集まってくるようです。『いかに味が薄くなるかということが重要らしい』ということがわかってくると人生はとても面白くなります」

「弱っているときでもからだが受け付けてくれる」と教えてもらった白菜やホタテ、豆腐や大根、白米は、どれも「味が薄い（自己主張しない）」食材です。

正観さんの言葉を借りると「自分の考えを声高に主張しない」とか「考え方や生き方を他の人に押し付けない」というイメージでしょうか。

からだにやさしい食材と、人が自然に集まってくる人材には「味が薄い（自己主張しない）」という共通点がある。これも、人生の後半を幸福に生きるヒントになりそうです。

ちなみに、曹洞宗の開祖・道元《どうげん》さんが書いた修行僧の食事作法『赴粥飯法《ふしゅくはんぽう》』には「お粥」の効能として次の十項目が挙げられています。

①血色がよくなる　②力がみなぎる　③寿命がのびる　④からだが楽になる
⑤滑舌がよくなる　⑥胸やけが治る　⑦風邪を予防する　⑧飢えをなくす

⑨のどの渇きを癒す　⑩便通がよくなる

まさに、スーパーフード！

永平寺の朝ご飯がお粥なのには、こうした理由があったんですね。

帯津先生もお粥が大好きとのことで、名誉院長を務める帯津三敬病院では、患者さんへ薬膳粥を提供しているそうです。

『養生訓』の教え

他の場所へ行って、水や風土が変わり、体調を崩したら、豆腐を食べればよい（巻第三）

大根は野菜のなかでもとくによい。胃腸を元氣にし、氣を巡らせてくれるので、つねに食べるとよい（巻第四）

朝に粥を食べると、からだが温まり、胃腸が喜ぶ（巻第三）

9 食 食後にするとよいこと

「時々身をうごかして、氣をめぐらすべし。ことに食後には、必数百歩《かならず》、歩行すべし」（巻第二）

益軒さんは、ご飯を食べたあと「数百歩、歩くとよい」と言っています。歩くことの健康効果はよく知られたところですが、「食後に」というのがポイントです。

老化の原因のひとつに「糖化」があるといわれます。

この「糖化」を防ぐコツは、食べたあと三十分から一時間ほどでピークになる血糖値を低く抑えること。医学博士の久保明先生は『「糖化」を防げば、あなたは一生老化しない』(永岡書店)のなかで、その効果的な方法が「食後の運動習慣」だと述べています。

このタイミングでからだを動かすと、血糖値が十〜十五パーセント下がることがわかっているので、糖尿病などの生活習慣病を予防・改善する効果も期待できそうですね。

とくに、歩くことは、全身の筋肉の約六十パーセントを占める下半身を動かすことになるため、とても効果的。

穏やかなリズム運動によって自律神経のバランスが調うことも、消化吸収をスムーズにしてくれるようです。

僕も『養生訓』を読んでから「食後の散歩」を始めました。もう二十年以上続いているのは、からだが喜んでいるなによりの証拠でしょう。

ただ、住まいが札幌なので、冬の散歩は少しおっくうになりがちです。

でも、さすがは益軒さん。そんな日についてもアドバイスしてくれています。

「雨の日には、家のなかを、ゆっくり何度も歩きなさい」（巻第一）

この一文を読んで、テレビっ子の僕は、ドラマなどを観ながらする「食後の足踏み」がすっかり習慣になりました。

『養生訓』の教え

食べ終わったら、両手で顔をこすって、お腹をなでると消化を助ける。そのあとで数百歩歩くとよい（巻第五）

食後は、からだがだるくてもすぐ横にならず、二、三百歩静かに歩いてからだを動かすとお腹の氣がふさがらない（巻第五）

10 食

食事はこころ穏やかに

腹が立っているときは、なぜかお腹が空きません。一説によると、怒ることで唾液の質が変わったり、胃腸などの消化器官がスムーズにはたらかなくなったりするようです。

からだは本能的に「食べものを入れてはいけないタイミング」を知っているんですね。

益軒さんも「怒りとともに食事をしてはいけない」と述べています。

でも、よく考えてみると「怒る」ということは、そもそも自分以外の誰かに腹を立てていることが、ほとんどではないでしょうか。

自分が悪いわけじゃないのに（と、思っているだけかもしれませんが）誰かのせいで、自分の消化吸収が妨げられるのは、どうにも納得がいきませんね。

では、どうしたらよいのか。

怒らなければいいんです（……怒りました？ 笑）。

もし、腹が立ったら「こんなことで、ご飯が美味しく食べられないなんて、もったいない！ もう、や〜めた」とあきらめてしまってはどうでしょう。

怒っていちばん損をするのは、自分なのですから。


もうひとつ、腹が立ったときにお勧めなのが、こころが穏やかなときの仕草をしてみること。

たとえば、にっこり微笑んだり、ゆっくりと深呼吸をしてみる。

あるいは、理由はないけど「ありがとう」と口に出して言ってみる。

すると、あら不思議。なぜか、こころが穏やかになっていることに氣づきます。

こころとからだはつながっているので、からだ（仕草）を変えると、こころも同調するんですね。

どちらの方法も、何度か試しているうちに、自然と怒る機会が減っていることに氣づくでしょう。からだは本能的に「健康によいこと」を知っているからです。

一生にできる食事の回数には、限りがあります。

そんなたいせつな機会なのだから、こころ穏やかに楽しむように、というのが、益軒さんからのアドバイスです。

『養生訓』の教え

怒ったあとで、すぐに食事をしないこと。食後も怒らないように（巻第四）
憂いを抱えながら、食事をしないこと。食後も憂いてはいけない（巻第四）

11 〝食〟酒は天下の美禄《びろく》なり

「美禄」というのは「手厚い俸禄（よい給料）」という意味なので、「お酒は天からのご褒美です」というような意味でしょうか。

もともとは『漢書《かんじょ》』（前漢の歴史を記した後漢時代の書物）に書かれていた言葉らしいので、「酒の効用」については、かなり昔から云《い》われていたんですね。

そんな古い書物からこの一節を見つけてきた益軒さんも、かなりのお酒好きだと思われます（笑）。でも、このあとに次のような文章が続きます。

「少《すこし》のめば陽氣を助け、血氣をやはらげ、食氣をめぐらし、愁《うれ》いを去りて、興を発して、甚《はなは》だ人に益あり。多くのめば、又よく人を害する事、酒に過《すぎ》たる物なし」

（巻第四）

少し飲むならいいけど、たくさん飲んではいけません、と言っています。
では、どの程度が「少し」で、どこからが「たくさん」なのでしょうか？

「酒を飲《のむ》には、各々《おのおの》によつてよき程の節あり。少しのめば益多く、多くのめば損多し」（巻第四）

飲酒の「程度」は人それぞれによって違う、というのが益軒さんの見解です。
ホリスティック医学の第一人者である医師の帯津良一先生と、この「程度」についてお話ししたときに、次のような目安で一致しました。

美味しいと感じているうちで、翌日に残っていないこと。

「美味しい」と感じるのは、そのときからだが欲しているからで、翌日残っているのは、その人の処理能力をオーバーしていると考えることができるからです。

この「適量」の範囲で楽しむのであれば、お酒は「甚だ人に益あり」の「天下の美禄」になるのだと思います。

『養生訓』の教え

酒は天からの褒美である。少し飲めば陽氣を助けて、血氣を和らげ、食べものの氣を巡らせて、憂いをとり去り、楽しい氣分にさせてくれる、というように、たくさんの益がある。

しかし、多く飲めば、人を害するものでもある（巻第四）

酒にはそれぞれの人にあった、ちょうどよい適量がある（巻第四）

帯津良一の養生訓1　――食について

一九八二年の十一月に中西医結合《ちゅうせいいけつごう》によるがん治療を旗印にした病院を開設した際、まず、入院中のがん患者さんの病院給食をどうするかに心を砕いたものです。いろいろそれまでに身についた食の知識を反芻してみたり、書物を漁ってみたりしましたが、結論に至らず、一九八〇年九月の初めての訪中の際、仲良しになった北京市がんセンターで漢方薬部門のヘッドを務めていた李岩《りがん》先生に教えを乞うたものです。

すぐさま、彼は三百種類くらいの漢方粥のメニューを送ってきました。北京市の某病院のがん病棟のメニューだと言います。漢方粥といっても漢方薬が入っているわけではなく、漢方薬的効果を持つ食べものが入ったお粥です。漢方薬的効果を期待する以上、証《しょう》に応じて選択しなければなりません。日本という風土では、無理な話です。そこで日本人にも馴染みのある食物の入ったメニューを十種類ほど選び、これを朝食として、日替わり定食のように出すことにしました。日によって、その人の証に合わない物が出ても、所詮は食べものであるから、証についてては目をつぶっていただき、翌日の証に合ったメニューに期待するといった具合にです。

この漢方粥は患者さんたちの間で、大いに人気を博しました。枸杞《くこ》の実の赤、緑豆の緑といった鮮やかな色が目を楽しませてくれるからです。その後しばらくして、玄米菜食が、がん患者さんの間では信仰のような存在であるのを知って、これも取り入れることにして、朝は漢方粥、昼と晩は玄米菜食という組み合わせがしばらく続きました。もちろん、これは希望者のみです。

そうして、患者さんの食というものを見ているうちに、万人向きの食養生というものは無いのではないか。同じ玄米菜食でも向いている人とそうでない人があるのではないかと思うようになったのです。そこで病院給食は病院給食として、退院後の食養生を考慮して個人指導を始めました。もちろん希望者のみです。指導はわれらが戦友の食養家幕内秀夫《まくうちひでお》さん。

一時はこれも活況を呈しましたが、諸般の事情により、いったん卒業とし、現在はホリスティック医療の戦略会議においては、食については自分の食養生はこれでいくという理念を育ててもらえるように話しています。

さて、次は私個人の食養生について触れたいと思います。

基本的には貝原益軒《かいばらえきけん》の言う、

「好けるものを少し食べよ。明末、清初の小説家、李笠翁《りりゅうおう》も本性甚だ好ける物は、薬にあつべしといへり」

を忠実に守っています。たとえば、朝食はココア一杯と昆布茶一杯、昼食はカレーライス、ラーメンなどの一皿もの。あるいは白菜の浅漬け、生の鱈《たら》子《こ》、白飯、吸物、デザート。

夕食は最後の晩餐。病院の職員食堂で済ます場合は、ビールとウイスキーのロック。おつまみは刺身、湯豆腐、枝豆、南瓜の煮物、イカの塩辛、酒盗など。締めはにんじんご飯に白菜の浅漬け。

外食の場合は意識して、ビーフ・ステーキやすき焼きがこれに加わります。

そして、もうひとつ心がけていることは、

「人生の幸せは後半にあり」

を達成するために下半身を衰えさせないことです。まず筋肉を衰えさせないためには良質の蛋白質を摂ることです。良質の蛋白質といえば牛肉です。

牛肉は昔から好きでした。都立駒込病院時代、大きな手術を終えたあと、患者さんがＩＣＵに入って、状態が落ち着くと、日勤を終えた看護師の誰彼を誘って街中へ夕食を食べに出て行ったものですが、こういう場合は飲むものも食べるものも軽いほうがいいので、簡単な和食が多かったのです。

ところが、苦労した患者さんが無事に退院すると、外科のスタッフと語らってステーキ屋さんを訪れることも度々でした。

また、当時励んでいた八光流柔術《はっこうりゅうじゅうじゅつ》の本部で集まりがあると、必ず出てくるのが八光鍋でした。唐辛子の煮汁を基調にした辛いすき焼きです。これが美味しくて、いつも楽しみにしていたものです。しかし七十代も後半になる頃には三センチもある厚いステーキがいささか重荷になってきて、いまでは一センチぐらいのものが専らになっています。

牛肉は、うつを予防するセロトニンの前駆物質であるトリプトファンを多く含んでいるうえに、幸福物質のアナンダマイドの前駆物質であるアラキドン酸を多く含んでいるのも心強い話です。

一方、骨の脆弱化を防ぐのはなんといってもカルシウムです。カルシウムは燐《りん》との比率が二対一のときが最も吸収がよいとされ、その条件を満たしているのが昆布です。昆布といえば私自身が計らずも日常的に摂っているのが湯豆腐の昆布出しです。

湯豆腐はわが晩酌の友として五十年の歴史を刻んできました。豆腐に含まれるイソフラボンのおかげで前立腺が小さく排尿のトラブルが少ないという恩恵については熟知していたのですが、昆布の恩恵についてはほとんど意識していませんでした。だから、そのことを最近知ったことの喜びはまた格別で五十年の歴史の重みをしみじみと感じたものです。そこで、このことを私の晩酌の友を作ってくれている病院の元《もと》栄養科長に話してみましたところ、なんと

「それでは昆布の出し汁を多めに作りますから、ウイスキーのチェイサーのつもりで飲んでください」

と来たものです。さすがは元栄養科長、アイディアが好《い》いですね。飲んでみてわかりました。ウイスキーにぴたりと合うのです。チェイサーとしては最高です。以来三年、週に三日間はチェイサーとして大振りのコップで三杯は飲んでいます。ますます下半身がしっかりしてきた感じです。

そして、最後はお酒でしょうか。酒といえば、なんといっても貝原益軒先

生です。『養生訓』の

「酒は天の美禄なり。少しのめば陽気を助け、血気をやはらげ、食気をめぐらし、愁《うれい》を去り、興を発して甚《はなはだ》人に益あり」

の文章は最高です。天下の養生書で、これだけ酒を評価している文章は他には見当たらない。益軒先生はよほど酒好きだったのでしょう。

私自身も先生に負けず劣らずの酒好きです。休肝日無し！　若い外科医のときは飲み過ぎて二日酔いなんて少しも珍しくはなかったのですが、病院を開いてからの四十年。二日酔いの経験は一回だけです。内モンゴルで友人に白酒《バイチュウ》の乾杯を挑まれて、不覚にも飲み過ぎてしまったのです。あとはまったくの健全な酒です。常に愛着をもって酒に対しています。

私の外来診察で、

「先生！　そろそろお酒を飲んでよろしいでしょうか」

「あぁ、いいですよ」

「週に何回ぐらい飲んでよろしいでしょうか」

「酒は養生法ですから、毎日飲まなければ駄目ですよ」

といった会話が時にかわされるものですが、現在では、

「いかがですか？」

「はい。快調です。晩酌がいつも美味いですから」

といった酒談義が日常的におこなわれています。

さらに、一日忙しく立ち働いたあとの晩酌は大きな喜びをもたらしてくれます。食の養生とともに心の養生でもあるのです。

ここで、どうしても煙草にも触れなければいけません。じつは私は煙草は一回も吸ったことはありません。いや、一回だけありますが、その一回だけでやめてしまったのです。それは私がまだ学生時代の話です。アルバイトに家庭教師をしていたのですが、お歳暮にライターと煙草入れがセットになったものをいただいたのです。一度、煙草を吸ってみようと思い立ち、帰路に

馴染みのバーに立ち寄りました。ママさんに煙草を一本いただいて吸ってみたのです。一口吸って、あまりの不味さにおどろいてやめてしまいました。そして、いただいたセットはママさんに進呈してしまい、その後も一度も吸ってはいません。

だから、私に煙草について語る資格はないのですが、こんなことがありました。ある胃がんの手術をうけて一年ほど経った患者さんに

「お大事に」

と言った途端、一緒にいた奥さんが、

「あのお、うちのはいまでも煙草をのんでいるのですよ。先生からやめるようにきびしく言ってください」

と。そこで私はご本人に訊きました。

「一日に何本ぐらいおのみになるのですか」

「一日に三本です」

「えっ！　三本？　三本ならいいですよ、むしろ養生法ですよ！」

と。

朝起きて、今日はこの三本をどこでのむかと思いをめぐらすのも心のときめきですし、吸って、ほっとするのも立派な養生ではないですか。煙草の害を補って余りあるものがあります。

と申し上げると患者さんは満面の笑みを浮かべ、奥さんは渋い顔でした。

12 運動 こころはからだの主人

「心は身の主也《あるじなり》。（中略）身は心のやつこなり」（巻一）

益軒さんは、こころとからだの関係性をこう考えていたようです。

そして、両者の理想的な関係を次のように述べています。

「心は楽しむべし、苦しむべからず。身は労すべし、やすめ過《すご》すべからず」（巻二）

こころは楽しく、からだは適度に動かすことが養生の秘訣だと言っているんですね。

こころを楽しく保つ方法については「七情をほどよきにし」と述べています。七情とは、喜・怒・哀・楽・愛・悪・欲のこと。このうち、とくに怒りと欲を大敵としています。

喜びが含まれているのは意外かもしれませんが、なんでも「過ぎる」ことは氣を減らしてしまうということのようです。「ほどよきにし」とあるように、喜びも楽しみも「ほどほど」がいいんですね。

からだは適度に動かしていると「飲食滞らず、血氣めぐりて病なし」。食べたものはよく消化吸収されて、全身の血液や氣（エネルギー）が滞らないから健康でいられるというわけです。

益軒さんは、こころとからだはつながっていて、からだの養生がこころの養生になり、こころの養生がからだの養生にもなるという「心身相関」についても述べています。

こころの養生でも、からだの養生でも、まずは取り組みやすい方法からアプローチすることで、自然にどちらの養生にもつながるということです。

次の項から、比較的アプローチしやすい「からだからアプローチする」養生法について、益軒さんの具体的なアドバイスをみていきましょう。

『養生訓』の教え

こころはからだの主人だから、静かに、安らかであるのがよい。からだは動かして働かせるのがよい。すると、こころはゆたかで楽しくいられ、からだは食べたものが消化吸収されてめぐるので、病氣にならない（巻第一）

養生をしようと思ったら、こころのなかに自分の主君がつねにいると思えばいい。すると、からだは怒りや欲を抑え、ものごとの良し悪しを考えて行動するようになる（巻第一）

13 運動 氣血の流れをよくする

からだをめぐる氣血の流れがよいと、いつも健康でいられます。
氣血の流れをよくする方法として、益軒さんお勧めなのが「導引の法」。中国で生まれた氣の流れをよくする健康法です。

「朝いまだおきざる時、両足をのべ、濁氣をはき出し、おきて坐し、頭を仰《あおのき》て、両手をくみ、向《むこう》へ張出し、上に向ふべし。歯をしばしばたたき、左右の手にて、項《うなじ》をかはるがはるおす」（巻第五）

朝起きてすぐに、これだけのことをするのは少々おっくうですが、このあとにも、両肩を上げたり下げたり、首を縮めたり、腰や足を叩いて、撫でて、引っ張って…

…とさらに続きます。僕も一定期間、ひととおりやってみましたが、なかなか時間がかかります。

そこで、これは！　というものにしぼってみたところ、それだけでも十分効果があると感じたものが「手と指をこする」「顔と首をこする」という二つの方法。

両方を合わせても一分ほどなので、毎朝の習慣として続けることができます。

指・手・顔をこする

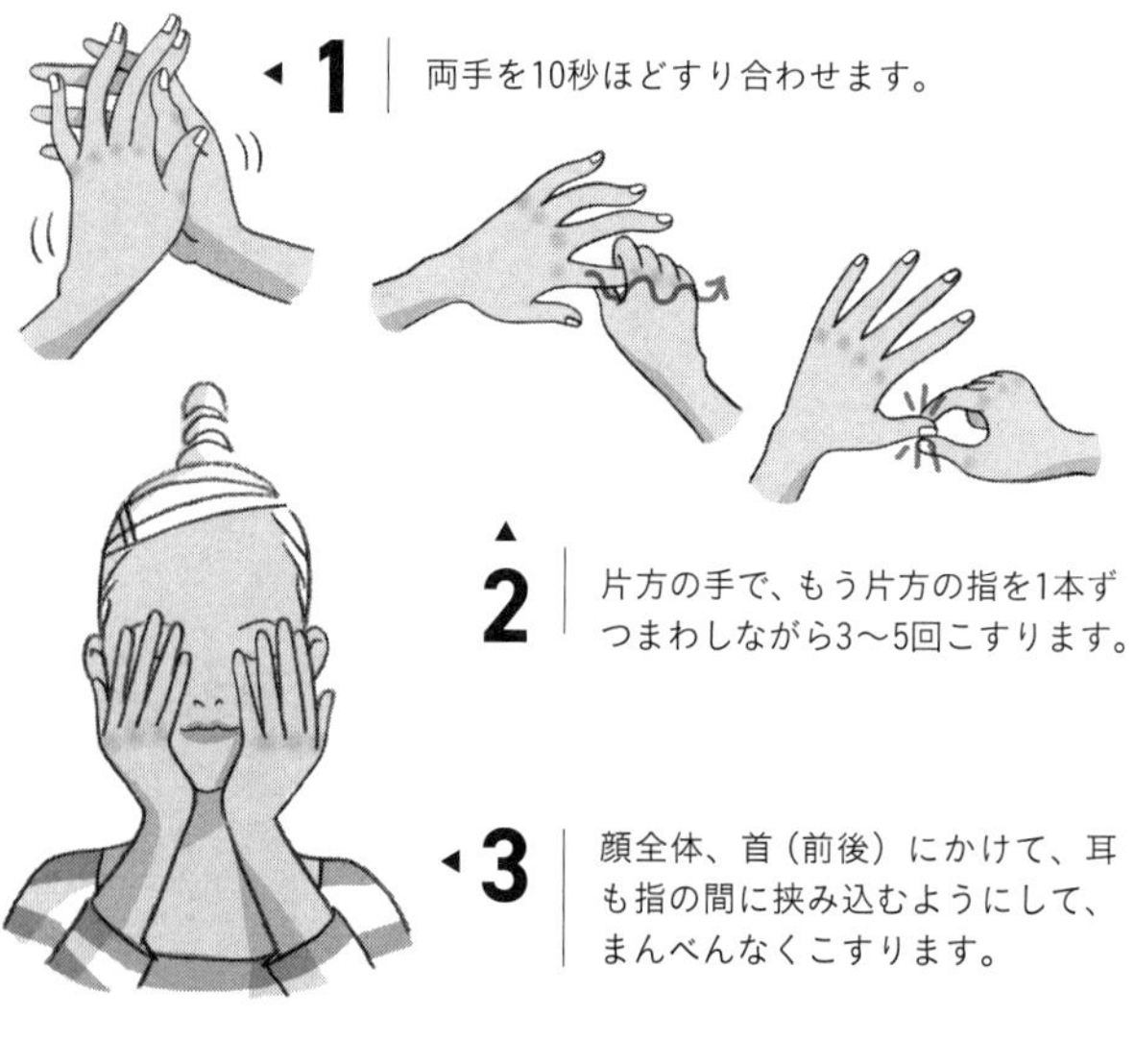

1
両手を10秒ほどすり合わせます。
2
片方の手で、もう片方の指を1本ずつまわしながら3〜5回こすります。
3
顔全体、首（前後）にかけて、耳も指の間に挟み込むようにして、まんべんなくこすります。

手や指、顔などの「からだの末端」は脳ともつながりが深く、人生後半のための脳活法としてもお勧めです。

『養生訓』の教え

両手をこすりあわせて、髪のはえぎわから顔をなでおろす。鼻の両脇、耳のつけ根、耳たぶも、しばしばなでるとよい（巻第五）

首から足まで、全身をなでたりさすったりするとよい。とくに関節の部位は重点的にするとよい（巻第五）

膝から下を、うらおもて何度もなでおろす。足の甲、足のうらをなで、足の指を引っ張れば、氣をめぐらす効果がある（巻第五）

14 運動 働いてからだを動かす

整体師をしている友人から「ふだんからよくからだを動かしている人は、からだがほぐれて（ゆるんで）いる」と聴いたことがあります。ほぐれて（ゆるんで）いる人は、氣の流れもスムーズだから健康なのだそうです。

「四民ともに家業をよくつとむるは、皆是養生の道なり」（巻第一）

四民とは、江戸時代の職業である士・農・工・商のこと。
益軒さんは、それぞれの仕事で一生懸命にからだを動かすことが養生につながる、と述べているんですね。そして、第一線を退いたあとも家事や地域の仕事などにたずさわって、こまめにからだを動かすことで「ほぐれて（ゆるんで）いるからだ」

を保つことができると教えてくれています。

　野口体操の創始者・野口《のぐち》三千三《みちぞう》さんが「ふんわり、やわらかくほぐして、伝わりやすいからだをつくることがたいせつ」と言っていたように、ほぐれて（ゆるんで）いることが、健康なからだのひとつの目安です。

　ほぐれて（ゆるんで）いるからだを保つため、こまめにからだを動かすことに加えて、僕が長年続けていることに「ゆらゆらワカメ体操」があります。

ゆらゆらワカメ体操

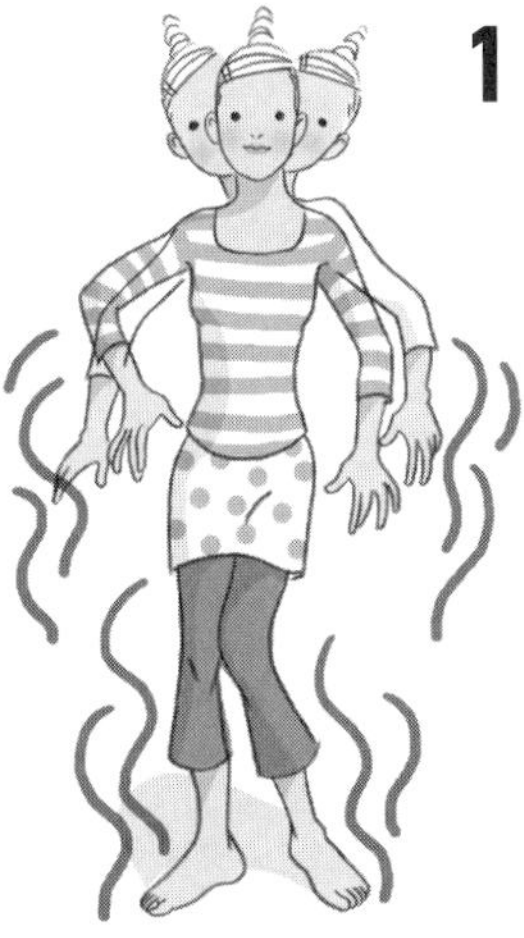

1　足を肩幅くらいに広げて立ち、肩の力を抜いて、その場で数回ジャンプします。飛ぶごとにからだの力みがほぐれていくようなイメージです。

2　からだの力みがほぐれたら、そのままさらにリラックス。膝を自然な状態に軽く曲げ、海のなかで揺れているワカメになった気持ちで、ゆっくりゆらゆら動きます。

3　コツは、あまり考えずに適当にやること。リラックスできる気持ちのよい揺れ方でおこなってください。

新体道創始者の青木宏之さんが考案した動く瞑想法で、全身をワカメのようにゆらゆらさせながら、からだをやわらかくほぐしていく運動です。

ほんの一分程度この体操をしただけで、からだは驚くほど、ゆるゆるになります。そして、知らないうちにこころまで軽くやわらかくほぐれていることに気づきます。

「ゆるむとゆるすは語源が同じ」という説があるように、からだがゆるむと、こころもゆるむので、あまり腹が立たなくなって許容範囲が広がる（ゆるしてしまう）ようです。

これも、こころとからだがつながっている証拠ですね。

『養生訓』の教え

人はそれぞれの仕事を怠けずに朝から晩までしっかり働くのがよい。仕事をしたり、人の世話をしたり、家事をしてからだを動かし、休みすぎない

ように（巻第一）

流れる水はくさらないし、扉を開け閉めする軸は虫がくわない。このように、つねに動いているものは、わざわいがない。人のからだも同じことである（巻第二）

からだをこまめに動かしていれば、氣はめぐって、食べものも滞らない。動いて、ほどよく休んで氣をめぐらすこと。休みすぎれば氣がふさがるし、動きすぎれば疲れるので、ほどほどがよい（巻第二）

帯津良一の養生訓2 ――運動について

「家業に励むことが養生の道」

これが運動に関する養生法の基本です。古い人間なのか、私はこの言葉が大好きです。家業とは『広辞苑』には

一　一家の生計のための職業。生業。「――に専念する」

二　家代々の職業。「――を継ぐ」

とあります。益軒先生の場合は、江戸時代ですから、家業といえば、「士・農・工・商」。お侍さん、お百姓さん、大工さん、そして商人《あきんど》さんということになります。仕事の内容はそれぞれご先祖さまに感謝しながら、この道を歩むことを誇りとし、しっかりとした仕込みの成果を客人に提案して喜んでもらうことを自らの喜びとして労働することが家業に励むことになります。

この労働することの喜びも益軒先生は養生の道の重要な要素としています。さすがです。よくわかります。そして労働には多かれ少なかれ運動を伴います。この運動が本章のテーマです。

私はがん治療の現場に身を置いて六十一年目。最初二十年は外科医として手術に明け暮れて、次の五年は中西医結合によるがん治療を旗印にした病院を開いて、その後の三十六年は理想のホリスティック医学を追求しています。

外科医の仕事の中心は手術です。食道がんの手術は正味六時間くらいかかり、その間立ち続けます。休息はありません。しかもただ立っているのではなく、手術という作業に集中しての立位です。集中力を維持するためには上半身の力が抜けて下半身に力が漲《みなぎ》っている上虚下実《じょうきょかじつ》の姿勢が要求されます。そうです氣功の調身《ちょうしん》です。さらに調身を高めるためには調息《ちょうそく》と調心《ちょうしん》の後押しが必要です。これはまさに氣功の三要《さんよう》ではありませんか。

一方、中西医結合のがん治療にもホリスティック医学にも氣功は不可欠です。

ということはがん治療の現場に身を置いて六十一年、まるまる氣功に励んできたことになります。氣功イコール運動ではありませんが、氣功には調身という運動の要素が含まれているのですから、運動の仲間に入れてもいいわけです。

しかし、これまでの事情はすべての医師に共通したことではありませんので、医師全般に共通した運動例も挙げましょう。

たとえば外来診察室を思い浮かべてください。呼ばれて患者さんが診察室に入って来ますと、私は立ち上がって、

「どうぞ!」

患者さんが座ると、こちらも座って、

「いかがですか?」

と。患者さんの話を聴いたあと、座ってまた脈診、舌診《ぜっしん》、頸部の触診、胸部の聴診をおこない、そのあと、

「では、お腹を拝見しますから」

と患者さんをベッドに誘導して、自分も立ち上がってベッドサイドへ。腹部の触診と聴診が済むと、両者ともにまた座って、説明と薬の処方。すべてが終わって、

「ありがとうございました」

と患者さんが立ち上がる。こちらも立ち上がって、

「お大事に！」

「先生もお大事に！」

これを一日に二十〜三十回もやるのですから、馬鹿にならない運動量です。要するに立ち働くなかで得られる運動量を尊しとしているのです。だから家業に励むことが養生の道と言い、労働の尊さを説いた貝原益軒が大好きなのです。

そして、運動となると思い出すのは早朝の街中をランニングやウォーキン

グをしている人たちです。私は早朝の街をタクシーで移動することが多いのですが、黙々とランニングをしている人を追い抜くことはしばしばです。このようなときは、ランナーに向かって、心のなかで、

「頑張って！」

とエールを送ります。

だからといって、自分ではランニングもウォーキングもしたことはありません。どちらかというと苦手なのです。因みに私の運動歴を紹介しましょう。

まず、小学生のときは戦中戦後です。物資は窮乏を極めていました。体操の授業がどんなふうだったかまるで覚えてはいませんが、運動会を楽しみにしていたことはありません。運動会で入賞したことなど一度もありません。

わずかに覚えているのは鉄棒と跳び箱です。鉄棒はどうしても逆上がりができず、いつも悔しい思いに駆られていました。

一方、跳び箱は得意で、五段を軽く跳び越えていました。つまり、腕力はな

くても、敏捷さは人並みにあったようです。もちろん学校の運動部に入るような気は毛頭ありませんでした。それでも男として少しでも強くなりたいという気持ちはあったらしく、中学生のときに柔道の町道場に通い始めました。

小柄な同級生二人も一緒だったので、三人でじゃれ合っていた感が無くもなく、全体としては楽しい思い出です。帰路にはかならず雑貨屋さんに立ち寄って、三人でラムネを飲むのも道場通いを楽しみにしていた理由の一つだったようです。それでも道場の大人もまじえた紅白試合で三人抜いて表彰されたところをみると真面目に稽古に励んでいた面もあったのではないでしょうか。

高校は越境入学で都立高校に進んだので通学に片道一時間三十分もかかるため、楽しい柔道の町道場をやめざるを得なくなり、また太平洋戦争中の空白を埋めるべく、怒濤のように押し寄せる洋画群に翻弄されて、すっかり映画少年を決め込んでしまい、運動とは無縁の三年間となりました。

そして、大学はとりあえず医学部をねらいました。当時の東京大学医学部はまず教養学部の理科二類に入って、二年後の医学部進学試験に合格して初めて医学生になるという制度でした。基本的には他の大学の医学部も同じコースをたどるわけですが、理科二類という呼称は東大だけのものでしたし、多少の違いはあったのではないでしょうか。

とにかく二年後に難関を控えていますので、東大に入学しました。運動部へという気持ちにはなれません。医学部進学を目指す者で運動部に入った者は少なくとも私の周囲にはいませんでした。もし進学試験に落ちたならどうするか。また来年、再来年と何回も受けられるのです。しかし二回目以降は退学しないと受験資格を得られません。これもいささか辛い話です。また医学部進学をあきらめるならば、他の学部学科への門戸は開かれています。ただし、第一志望者でいっぱいになったところへは進めません。あくまでも空きのある学部学科が対象になります。当然のことながら、人気のあるところには行けません。

ということで、私も教養学部時代は医学部進学に汲々としていたわけではありませんが、それでも人並みに運動部には属しませんでした。ところが、この進学試験に落ちたのです。わが生涯の貴重なる挫折です。すぐに私は医学部進学をあきらめました。咄嗟に心理学を目指すことにしたのです。さっそく文学部の心理学科を訪れました。残念ながら第一志望者で満員だといいます。がっかりして帰ろうとしたところ、親切な事務員の方が、

「教育心理学科なら空いてますよ！」

と教えてくれたのです。

教育心理学科に入りました。女子学生が多くて居心地がいいなと思ったのですが、三ヶ月ほどして、やはり初志貫徹、医者になろう！と、来年の受験に備えて退学してしまったのです。しかし、この挫折は私の医師としての人格形成に大いに資するところがあったと感謝しています。

一九五七年の四月、晴れて医学生となりました。待ってましたとばかりに空手部に入部しました。柔道では大きい奴にはかなわないと痛感していたからです。東大空手部は和道流《わどう》。和道流の総帥である大塚博紀《おおつかひろのり》師範が自ら陣頭指揮をとってくれました。物静かな人格者でした。叱られたことは一度もありません。いまでも心から尊敬しています。

また、先輩のなかにも、じつに魅力的な方がたくさんいました。挫折とともに私の人格形成に与えた影響には計り知れないものがあります。技術面では在学中に初段をいただきましたが、さすがに全学の正選手五人のなかには入ったことはありません。しかし、毎年夏に開催される「東日本医科大学体育大会」では東大医学部空手部の先鋒として大いに羽搏《はばた》かせていただきました。良き思い出です。

また、好《よ》い人たちにも恵まれ、わが学生生活に少なからず彩りを添えてくれました。そして、運動ということになると、いわゆる体力と腕力が向上し

たことは間違いありませんが、いまでも

「姿勢がいいですねえ！」

と褒められるのも、かつてホメオパシーの勉強のために出向いたロンドンで、女先生から、

「あなたの歩き方はいいですね！」

と褒められたのも空手のおかげと感謝しています。

外科医になって、あまりの忙しさにおどろいて空手の稽古をやめてしまったのですが、しばらくして八光《はっこう》流柔術に巡り合います。これは相手の経絡《けいらく》や経穴《けいけつ》、つまり鍼灸の治療点に瞬間刺激を与えて倒す、いわゆる医療体術です。「痛い！」と言って、投げ出されていれば、経絡が刺激されて健康が回復されていくわけであるから、これはがん患者さんにとって最高の体術ではないかということで、取り入れた次第です。修行が要らない養生法というところがいいですね。

ところが、投げるほう、つまり技を掛けるほうは修行そのものです。相手の経穴や経絡に手指がかかった途端、臍下丹田《せいかたんでん》の氣を一気にそこへ運んで激痛を起こすのですから、言うは易く行うは難しで、なかなか一筋縄ではいきません。

ということで日夜修行に励むなかで、閃いたのです。呼吸法を身につけるとよいのではないかと。そこで間髪を容れず、調和堂《ちょうわどう》協会に入門しました。ここで推進する丹田呼吸法は江戸時代に臨済宗中興の祖と崇められた白隠《はくいん》禅師の「仙人還丹《せんにんげんたん》の秘訣」の流れを汲むものです。その呼吸法に、一生懸命励んでいるうちに柔術に強くなるための呼吸法ではなく、呼吸法そのものが大好きになったのです。さらに白隠さんは

「養生の究極は生きながらにして虚空と一体となること」

であると言います。

そして、あるとき、練功中《れんこうちゅう》に一瞬ではありますが、ふっと虚空を感じてし

まったのです。呼吸法がますます好きになってきました。そのような状態で、一九八〇年九月の初めての訪中の際、これまた初めて氣功に出会ったのですから、たまりません。一気に氣功の世界にのめり込んでいきました。

そして、中西医結合によるがん治療を旗印に掲げた、氣功道場のある病院を開いたのが一九八二年十一月。以来、中国に足繁く通いながら、多くの氣功法に馴染んでいきました。そして到達したのが楊名時《ようめいじ》太極拳の世界でした。太極拳はからだの養生、氣の養生、そしてこころの養生の三拍子そろった最高の養生法ですが、なかでもからだの養生は突出しています。本来は武術ですから、攻めるも守るも最高の状態を要求しているからです。これでいいという境地はなく、常により上を目指すのです。

その上に原穴《げんけつ》の刺激と套路《とうろ》（※中国武術における練習方法のひとつ）が加わって素晴らしい養生法になっているのです。ここではとりあえず、運動に関する養生の粋として太極拳を挙げておきましょう。

15 内欲――なんでも少しの辛抱を

「元氣を害するものを取り去って、元氣を養うことを実践する」

『養生訓』のなかで、益軒さんが何度も述べている言葉です。

この項で取り上げる「内欲」は、取り去るべき「元氣を害するもの」にあたります。

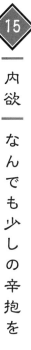

ただ、益軒さんの考え方の根底には「ほどほど」があるので、この「内欲」についても「ほどほどに取り去る（もしくは、ほどほどに残す）」くらいに、ゆるく考えてもいいでしょう。

益軒さんのいう「内欲」には、おもに人間の三大欲（食欲・性欲・睡眠欲）が含まれていて、それらすべてにおいてのこころがまえは、第1章で紹介した益軒さんの言葉に集約されています。

「養生の道は、中（中庸）を守ること。中を守るとは過不足のないことをいう」（巻第二）

「たいていのことは完璧を求めると、楽しくなくなる。他人に完璧を求めて足りない部分を怒ったりするとこころにもよくない。日用の飲食や衣服、住居や家具、庭の草木に対しても、完璧な美しさを求めず、ほどほどがよい。こうしたことが氣を養う工夫である（巻第二）」

益軒さんからのこうしたアドバイスに触れるたび、僕は、沢庵和尚の言葉をまとめた『結縄集《けつじょうしゅう》』の一節を思い出します。

「人は客としてこの世にやってきたと思えば、満足できないときでも、自分は客なのだから褒めて食べたほうがいいのです。

夏の暑さも、冬の寒さも、客なのですから、少しの辛抱は必要です。

子や孫、兄弟などともこの世での相客と思って仲良く暮らして、こころを残さず旅立ちましょう」

たしかに、いっときこの世に来ている客人だと思えば、なんでも少なめ（ほどほど）くらいが心地よく感じられるかもしれませんね。

人生の後半にあたって、とくにこころしたい言葉です。

『養生訓』の教え

三欲とは、飲食の欲、色の欲、眠りの欲のこと。飲食をひかえめにして、色欲を慎んで、眠りを少なくする。すなわち、内欲をおさえることが養生

の道である（巻第一）

養生にたいせつなことは「少」である。すべてにおいて少をこころがけるとよい。食べること、飲むこと、五味（甘い・辛い・塩辛い・苦い・酸っぱい）の偏り、色欲、おしゃべり、用事、怒り、憂い、悲しみ、悩み、横になること。こうしたことを少なくすれば、元氣は減らないし、からだに負担がない。なにごとも少なくするのがよい（巻第二）

16

内欲〜食欲　内臓間に隙間をつくる

「ほどほどに食べると、胃腸に隙間ができて氣がめぐりやすくなる。食べものも消化しやすくなって、すべてが栄養としていきわたる」(巻第三)

前述の「お腹いっぱいにしない」の項でも紹介した一文です。

食べ過ぎないことが健康・長寿の秘訣であることは、元氣な長寿者の食生活が証明しているとおりですね。

益軒さんの「胃腸に隙間ができて氣がめぐりやすくなる」という言葉から、以前、帯津先生にうかがったお話を思い出しました。

外科医として来る日も来る日も手術に立ち会っていた帯津先生。

あるとき、ふと「臓器と臓器の間には、なぜ隙間があるのか？」と思ったのだそうです。

そして、長年の探求でたどり着いた答えは「この隙間にこそ生命の本質ともいえる大きなエネルギーが潜んでいるのではないか」ということでした。

臓器と臓器は孤立しているのではなく「隙間」という空間を通じてつながりを持っている。つまり「隙間」こそが、からだとしての秩序をつくり上げている生命の大本なのではないか……。

生命の本質が臓器と臓器の隙間にあるとしたら、お腹いっぱいになるまで食べてしまうことの弊害は、かんたんに予想できます。

ほどほどに食べることで、内臓間にほどよい隙間ができる。

その結果、氣がめぐりやすくなって、栄養もからだの隅々まで行き渡る。

益軒さんの冒頭の一文は、帯津先生の「隙間理論」そのものだと思います。

『養生訓』の教え

たとえば草木に水や肥料を与えすぎると、かえって枯らしてしまうように、人のからだも飲食はひかえめにしたほうがよい（巻第一）

酒はほろ酔いになったらやめる。食事も腹半分にして満腹にしない。養生とは、病気になっていないときに、こうして慎むものである（巻第一）

飲食をひかえる量は多くなくてもよい。ご飯ならほんの二、三口、おかずもほんの一、二片だけひかえる。このように食事中少しだけ欲をこらえれば食べすぎによる害はなくなる（巻第三）

17 内欲〜睡眠欲　眠りの時間を少なめに

「睡眠の時間は少なめがよい」と聴いて、意外に思われる人もいるでしょう。江戸時代はいまと比べて娯楽も少なく、夜は早く寝てしまうという時代背景もあったと思いますが「ひかえめが健康によい」というのは、飲食とおなじことなのかもしれません。

帯津先生は睡眠時間について次のように述べています。

「理想の睡眠時間は、年齢や生活リズム、体質などによって個人差があります。昼間に心身が軽快で元気に動けているのであれば、十分に眠れているということでしょう。

睡眠の質がよければ、自然と『自分に適した睡眠時間』に落ち着くと思います」

昼間に心身が軽快で元氣に動けているかどうか。軽快で元氣に動けていないようなら、寝不足か、寝過ぎが考えられるということですね。

睡眠の質を高める方法についても帯津先生に伺ってみました。

睡眠の質を高める方法

・朝起きたらすぐに太陽の光を浴びる（夜に眠くなる脳内ホルモンが分泌される）
・夕食は寝る三時間前までに済ませる
・寝るまえにパソコンやテレビの画面をみない

どれもじっさいにやってみると、すぐに快眠効果が実感できるものばかりです。

帯津先生曰く「たいせつなのは、眠らなければと思わないこと。眠れたらもうけもの、くらいの気持ちでいると、そのうち眠れるようになりますよ」とのこと。

睡眠も「ほどほどでいい」と思うと、気が楽になって安眠できそうですね。
ちなみに、昼寝については『養生訓』にこう書かれています。
「昼寝はしないほうがよいが、とても疲れたときは横にならずに、うしろへ寄りかかって寝たらよい。横になって寝るときはそばに人をおいて、少しだけ寝ればよい」（巻第二）
さすがは益軒さん。昼寝も「ほどほど」であれば許してくれています（笑）。からだが欲求しているようなら、日中の短い昼寝も養生になると考えてよさそうです。

『養生訓』の教え

眠る時間を少なくすると健康になるのは、元氣がめぐりやすくなるからである。眠りが多ければ元氣がめぐらず、からだによくない（巻第一）

睡眠は氣を養ってくれるが、寝すぎれば氣を損なう（巻第二）

18 内欲〜性欲 接して漏らさずの極意

益軒さんは『養生訓』のなかで、なんども「色欲（性欲）をつつしみなさい」と述べています。

「精氣を多くつひやせば、下部の氣はよはくなり、元氣の根本たへて必命短し（精氣をたくさんついやしてしまうと、氣が減って元氣がなくなる）」（巻第一）

有名な「接して漏らさず」は、「元氣」を保つための方法ということになるでしょう。

他者と触れ合ったときや、精神的なつながりを感じたとき、脳のなかではオキシトシンというホルモンが分泌されています。

別名「幸せホルモン」。その名のとおり、心身を健康にして、幸せな氣分にしてくれる脳内物質です。

オキシトシンは、肉体的なスキンシップはもちろん、精神的な触れ合いでも分泌されるので「漏らさず接する」ことも可能にしてくれます。

帯津先生は「一人寝より、二人寝」と題して『死ぬまでボケない1分間〝脳活〟法』（ワニ・プラス）で次のように述べています。


「一人寝より二人寝と言っても、何も肉体的な交渉を持つことだけを言っているわけではないので、ご安心を。

ここで言う『二人寝』とは、何かのつながりを感じながら寝る、ということです。

パートナーと手をつないで寝る、お孫さんと添い寝する、ペットと一緒に寝る。

もちろん、ぬいぐるみでも、大好きなタレントさんのグッズでもいいでしょう。

恋心を抱きながら寝る、というのもいいですねえ。妄想があってもいいでしょう。こころがときめいているとき、脳は間違いなく、よい刺激を受けています。いくつになっても、誰か（なにか）に恋をしているうちは、脳は老いないのです」

たしかに、好きな俳優さんができたり、観葉植物の世話をはじめたり、ペットと一緒に暮らすようになってから、急に元気になった友人、知人はたくさんいます。からだでも、こころでも、どちらかで「つながり」を実感できたら、人生の後半はますます楽しくなりそうです。

『養生訓』の教え

性欲も食欲とおなじく人の大欲だからひかえめにしなくてはならない（巻第四）

腎（先天の本）は五臓の本、脾（後天の本）は消化吸収の源だから、腎と脾がからだの根源になる。草木に根があるのとおなじであるから、養生して健康をたもつようにしなさい。根源が丈夫であれば、からだの健康もたもたれる（巻第四）

帯津良一の養生訓３——内欲について

　ここで言う内欲とは元気を損なう内なる欲のことです。益軒先生が挙げているのは、食欲、性欲、睡眠欲の三欲です。

　まずは食欲。若いときと変わらず食欲は十分にあります。朝三時三十分に起床。五時に出勤すると、甘酒を一缶にお煎餅を小型のもので三〜四枚を必ず食べます。七時四十分頃になると秘書さんがココアと昆布茶を用意してくれます。常宿にしている都内のホテルの朝食は生ビールが中ジョッキ一杯。フレッシュオレンジジュース。コーヒーに目玉焼きの両面焼きが一個です。早朝の生ビールは最高です。オレンジジュースでビタミンCを補い、コーヒーには砂糖を二人前入れて糖分を補い、目玉焼きでコレステロールを補給して、一日の労働に備えるのです。

外来担当の日は午前中の仕事が終わるのが十三時頃になります。仕事中は食事のことなどまったく考えませんが、終わると急に空腹感に襲われて、カレーライス、ラーメン、白菜の浅漬けご飯、なにを食べても美味しいです。

夕食は満を持しての晩酌です。おつまみの種類は昔と変わりませんが、量はだいぶ減りました。食欲は若いときと較べてもそれほどは見劣りしませんが、食べる量は歳とともに着実に減ってきています。益軒先生の言う、

「ほどほど」

の域に入ってきているようです。

ところが、酒の量は若いときとそれほど変わりません。それでいて飲み過ぎるということは絶えてありません。病院開設以来四十年間、二日酔いは一回だけです。極めて良い酒を維持しています。しかも、決して無理をして調えているわけではありません。あくまでも自然体なのです。これも益軒流でしょう。

平生は三百五十ミリリットルの缶ビールを一缶にウイスキーのロックを三杯といったところですが、外で飲むときは生ビール中ジョッキ二杯で始まります。ビールでは生ビールが圧倒的に好きなのです。次いで焼酎のロックを三杯といったところです。ウイスキーは値段どおりに美味いものは高いのですが、焼酎は安くても美味いのがいくらでもあるところが好きなのです。

ところで、がんの患者さんというのは多かれ少なかれ死の不安というものに嘖《さいな》まれるものです。死の不安というものは人間の宿命のようなものですが、患者さんに死の不安が強過ぎると免疫力や自然治癒力がのびのびとはたらいてくれません。だから、死の不安を少しでも和らげてあげるのも私たちの仕事なのです。

そのための方法をいろいろ探るなかで、畏友青木《あおき》新門《しんもん》さんの『納棺夫日記』（文春文庫）のなかにある、

「死に直面して不安におののいている人を癒やすことのできる人は、その人

よりも一歩でも二歩でも、死に近い処に立つことができる人である」

という意味の文章に行き当たったのです。

そこで、七十歳になったのを契機に

「今日が最後の日」

と思って生きることにしたのです。

すると良いことに、毎日のわが晩酌がキリストの最後の晩餐になったのです。その喜びが何倍にも膨れ上がりました。

まず、ビールを一気に飲み干すと、背筋がピンと伸びます。次いで琥珀色の液体がロックグラスに音を立てて注がれると、わが臍下丹田によし！　あと五時間半、しっかり生きよう、という、ある種の覚悟が生まれます。そして飲むほどに酔うほどに、この覚悟が大きな喜びに変わっていくのです。最高の養生法ではないでしょうか。だから患者さんに

「酒は養生法ですから、愛着をもって飲んでください」

といつも説いているのです。

食欲についてはこのくらいにして、次は性欲です。

まずは六十代。六十歳を超えて、急に女性の色気がわかるようになりました。セックスへの意欲もこれまでになく高まってきました。体力もそれに応えるべく十分な力を維持しています。家内を求める回数も増えましたし、浮気のチャンスも何回かありました。

ふくよかな女性を見ると、その頰や首筋につい触りたくなりました。とくに和服の袖からこぼれ出る二の腕がいちばん好きでした。そこで、電車に乗ることをやめました。七十代になってからは初頭に家内を心筋梗塞で失いましたので、恋愛一筋です。さすがに精巣間質細胞で生成される男性ホルモンのテストステロンの分泌が減少しはじめたのかセックスに対する意欲は低下してきました。一方、脳下垂体から分泌される性殖腺刺激ホルモンであるゴナドトロピンはなおも維持されているらしく、ハグが大好きになってきました。セックスよりもハグ。恋心のエネルギーはむしろ高まってきました。

少し遅れて、日本経済新聞出版社から五木寛之さんの著書が送られてきました。題して、

『百歳人生を生きるヒント』

私のことが書かれているので読んでくださいと言うのです。少し長くなりますが、その一部を引用させていただきます。

「七十代を、どう過ごせばいいのか。

七十歳は古希に当たります。その古来希《まれ》、といわれた長寿への領域に、いよいよ足を踏み入れるわけです。

七十代になると、急に心身の衰えを感じるようになり、どっと老けこんでしまったという人がいます。

しかし一方で、五十代からはじまり、六十代でどうしようもないほど苦しんだ心身の不調が、少しずつ収まってきて、元気になったという人もいます。

私自身がそうでした。六十代にも増して、若いときと同じような生命の躍動感を覚え、ふたたび楽しい時間を過ごせるようになる、そんな感想も耳にします。こういう人たちにとって、七十代は、大人の黄金期といえます」

そして、

「ホリスティック医学界のリーダー、帯津三敬病院・名誉院長の帯津良一さんは、そのよい例だと思います」

と来たものです。そして、

「最近八十歳になられたばかりの帯津さんのご本を拝読して感じることは、年々、若くエネルギッシュになっておられることです」

さらに、

「六十代から、急に女性にもてはじめたとおっしゃる帯津さんにとって、七十代はまさに黄金期ではなかったかと思います」

と書かれていた。日頃、敬愛してやまない大先輩のお言葉ですから、ありがたいことです。そして、いよいよ八十代。テストステロンからゴナドトロピンへの流れはますますその勢いを増してきました。酒の味わいの深まりと相まって、いまでは憎からず思っている女性と盃を酌み交わし最後にハグ、そして別れるというのが、これまで以上に楽しみになってきています。

さらに八十代になって死がより近付いたためか、死をごく自然に受け容れる気持ちが増してきて、世の中のすべてのことが、穏やかに扱えるようになってきたものです。それとともに現実味をもって頭をもたげてきたのが白隠禅師の逸話です。出典は

『白隠禅師　健康法と逸話』(直木公彦・日本教文社)ですが、雑誌「コモ・レ・バ」に連載中の拙文の一部を引用させていただきます。

「禅師八十四歳の十一月のことです。近村の諸寺にて遊説数日間のお説法につとめられ、非常にお疲れが目にあまり、ある僧が

『どうかお休みになって下さい』

と進言したのに、禅師は、多くの人々が法に飢えているのを愁いて、その申し出にいささか御怒りのようで、ご不満の様子でした。

そんなときに、どういう経緯かはわかりませんが、四十歳くらいのふくよかな女性が登場します。そして白隠さんにこう言います。

『多くの人が法に飢えているからこそ申し上げるのです。少し休んで、体調を調えてから法をお説き下さい』

このときの白隠さんの返答が振るっているのです。

『汝、我を懐にして熟睡して一覚せしめれば、すなわち法施《ほうせ》を開かんと』

添い寝をしてくれればゆっくり眠れる。目が覚めたら法を説こうじゃないか。

そのあとが好《い》いのです。

『女子即ち臥内《がない》に入り懐抱温煖《かいほうおんだん》す。』

そのふくよかな女性は夜具の中に入って、白隠さんをしっかり抱き締めたのです。好いですね。

ふくよかな女性の胸の中で大いびきをかいて眠り、目を覚ますと別人のように元気になって、説法を再開しました。

これは禅師が昇天なさる一ヶ月前の出来事なのです。

いつか白隠さんと同じ目に会ってみたいというのが、八十代の私の最大関心事なのです」

さて最後は睡眠欲です。まず益軒先生は、

「只睡《ねむり》の慾をこらえて、いぬる事をすくなくするが養生の道なる事は人しらず」

と言います。その証拠として、

「ねぶりをすくなくすれば、無病になるは、元気めぐりやすきが故也」

と。しかし、これは睡眠時間が短ければ短いほどいいと言っているわけではありません。家業に励む時間や労働に要する時間を十分に取れるようにということなのだと思います。まさにほどほどにということです。

私自身は朝型ですので、最近は午前三時三十分に起床。午後の九時就寝ですから睡眠時間は六時間半。益軒先生も決して非難をしないでしょう。子どもの頃から朝が好きなのです。なにをやっても非常にスムーズに行くのです。昼寝については忙しいときはまったくしませんが、少し時間に余裕があると、昼食後二十分くらい椅子に座ったまま眠ることがあります。さらに原稿書きなど予定した仕事が一段落した午前七時頃無性に眠くなることがあります。その場合、時に、これまた椅子に座ったまま、もうひとつの椅子に足を投げ出したまま、これまた十五分ほど眠ることがあります。

いずれにしても午後九時から翌朝の午前三時三十分まで六時間三十分の睡眠で過不足はないと思っています。

そして最後に蛇足ながら申し上げるならば、『養生訓』の人気のひとつでもある、

「接して漏らさず」

については、私はあまり賛成できないです。それは、内に高まったエントロピーを体外に捨てないままにしておいたのでは、体内の秩序が乱れて健康に良くないと思うからです。もちろん、そうしたデータは知りませんが、前立腺がんの原因になるのではないかという不安も無きにしもあらずです。

19 環境 風・寒・暑・湿を防ぐ

益軒さんは、からだの外側から元氣を害するものを「外邪」と言っています。そして、それは「風・寒・暑・湿」であると述べています。

前述した「内欲」に対しては「忍の一字を守る（つつしんでひかえめにする）」ということがたいせつでしたが、「外邪」に対しては「畏の一字を守る（おそれてはやくふせぐ）」ことがたいせつで、とくに「湿」には氣をつけるようにと書かれています。

「外邪には『畏』の一字を守り、畏れて、はやくふせぎ、退けなさい」（巻第一）

「湿氣があるところからは早く離れたほうがよい。山中の川岸の近くからは遠ざか

ったほうがよい」（巻第六）

札幌住まいの僕は、冬になると一日中ストーブをつけています。するとう、とうぜん部屋のなかは乾燥するので、ずっと加湿器のお世話になっていました。

ところが、近所の友人宅へ遊びに行ったとき、真冬にもかかわらず加湿器を置いていないことに気づいたのです。

友人の家族は冬でも風邪をひかない元気一家。

加湿器について訊いてみると「いままで加湿器をつけたことないけど、誰も風邪をひかないなあ」というではありませんか。以来、わが家も加湿器のお世話になっていませんが、以前よりも冬季間の体調があきらかに良くなりました。

もちろん、乾燥し過ぎの状態もよくありませんが、湿度が高めの環境に身を置くリスクは気づきにくいのでとくに気をつけたほうがよいということを、益軒さんは教えてくれているのでしょう。

風の向きや強弱によって体調に大きな変化が出たり、極端な寒さや暑さは健康の根本を左右する自律神経のバランスにも影響を与えます。

衣服で風や寒さを防ぐ、暑いときにはエアコンを上手に活用するなど、風・寒・暑・湿を「心地よい、ほどほどな状態」で保つ工夫がたいせつですね。

『養生訓』の教え

風・寒・暑・湿のように、からだの外側から入ってくる「外邪」に気をつけること。外邪には「畏」の一字を守り、畏れて、はやくふせぎ、退けなさい（巻第二）

住んでいる部屋、寝室では、つねに風・寒・暑・湿の外邪をふせぐこと。

風・寒・暑は人のからだを傷めるのが、はげしくて早い。湿は遅くて深いから、とくに注意したほうがよい（巻第六）

20 環境

少しの「飢えと寒さ」

『養生訓』には、春夏秋冬それぞれの過ごし方についても書かれています。

「春は陽氣が発生して、肌がやわらかく開くので、風や寒さにあたらないように」

「夏は腹のなかに陰氣があって消化が遅いから、暑さとともに飲食に氣をつける」

「秋は夏に開いた肌がそのままなので、涼しい風にあたりすぎないよう用心する」

そして冬は「寒くてもからだをあたためすぎてはいけない」と述べています。

むしろ、「すこし飢えたり、すこし寒かったりするほうがよい」とも書かれているので、少し負荷がかかるくらいが、免疫力や自然治癒力といった「内なる力」が発揮されるということなのでしょう。

水や肥料をできるだけ少なくして農作物を育てる「永田式」という農法がありま
す。

石が混ざった土で、あえて乾燥気味に栽培するこの農法。水や肥料も葉がしおれかけた（飢えた）タイミングに与えることで、一種の飢餓状態となった作物は本来の力を最大限に発揮するのだそうです。

永田農法で栽培された野菜は、じっさいに栄養価が高く、アクの少ないことなどが評判になり、新潟県の米作にも活用されるようになりました。

「すこし飢えたり、すこし寒かったりするほうがよい」というのは、農作物を育てるときにも、人が健康を保つうえでも、たいせつなことのようです。

「風寒暑湿は畏れてふせぐ」けれども、ベースにあるのは「それもやっぱりほどほどに」という益軒思想があらわれているアドバイスですね。

『養生訓』の教え

あたためすぎて、陽氣を発して外にもらしたり、のぼせさせてはいけない。衣服をあたためるのもすこしでいい。厚着や火氣でからだをあたためすぎてはいけない（巻第六）

子どもを育てるには三分の飢えと寒さを与えるとよいと古人はいう。それは、すこし飢えたり、すこし寒かったりするほうがよいということである。これは大人もおなじである（巻第八）

21 環境 朝と食後にすべきこと

「食べたあとはすこし歩いたほうがよい」というのは前に述べましたが、もうひとつ、食後の習慣として益軒さんが勧めていることに「お腹のマッサージ」がありま す。

マッサージといっても、揉むのではなく「なでて、さする」イメージで、食べたあとに「お腹のあたりを上から下へ数回なでおろすとよい」と述べています。

益軒さんは、この「なでる」という効果を重要視していたようで、起床後にするとよい習慣としても紹介しています。

「両手をこすりあわせて、髪のはえぎわから顔をなでおろす。鼻の両脇、耳のつけ根、耳たぶも、しばしばなでるとよい」（巻第五）

僕もじっさいにやってみて、起きてからの気分がまったく違うことが実感できたので、もう二十年以上続けています。

元気な人は「顔色」がいい。だから、朝に顔をなでてさすって氣血の流れをよくすると「顔色がよくなる＝元氣になる」という関係が成り立つのでしょう。からだはすべてつながっていることを、あらためて実感できる養生法です。

顔をなでてさする他に朝の習慣としてお勧めしたいのは、脳生理学者の有田秀穂《ありたひでほ》さんが提唱している「お日様セラピー」。こちらも、僕が長年続けている朝の習慣です。

やり方は簡単で「朝起きたら太陽の光を浴びる」これだけです。

太陽光を浴びると「セロトニン」という脳内物質が分泌されます。

セロトニンには自律神経や心身の健康バランスを調えてくれる効果や、94ページで述べた「誰か（なにか）と触れ合うことで分泌される幸せホルモン」とおなじはたらきがあるので、その日一日とても気持ちよく過ごすことができ、快眠にもつながります。

朝起きたら、顔やからだをなでてさすって、太陽光を浴びる。食べたあとは、お腹をなでおろして消化をうながし、氣をめぐらせる。生活リズムに取り込みやすい「朝」と「食後」にお勧めの養生習慣です。

『養生訓』の教え

朝はまず布団のなかで両足を伸ばし、深く息を吐く。そのあと、すわって上を向きながら両手をくみ、前方へ伸ばして、上にあげる。（中略）からだのあちらこちらをなでさするとよい（巻第五）

朝起きたら片ほうの手で足の指をにぎって、もう片ほうの手で足の裏、とくに中央あたりをさする。足の裏が熱くなったら、両手で両足の指を動かすとよい（巻第五）

食べたあとには、お腹を何度かなでおろして食べたものの氣をめぐらすこと。わき腹のあたりを人差し指でななめに何度かなでる。腰もなでたあと、その下のほうも静かにたたくとよい。ただし、つよくやらないように（巻第二）

22 環境 清潔は養生をたすける

「思考の整理は物の整理にあらわれる」といわれます。

これは、まわりがいつもきれいに片づいている人は、脳のなかも整理整頓がなされているということ。

益軒さんが「まわりがきれいであれば、内側もきれいになる」と述べているとおりです。

思考の状態は環境に反映されて、環境もまた思考に反映するということでしょう。

帯津先生はこうした相互関係を「音曲は体《たい》なり、風情は用《ゆう》なり」という、能の世《ぜ》阿弥《あみ》の言葉にたとえて教えてくれました。

現象としてあらわれている風情は、本質的な実体の音曲から出ている。だから、よい感じ（風情）を出すためには、元の形（体）を調えることが大事だというわけです。

まさに「まわりがきれいであれば、内側もきれいになる」ということですね。

こうして、まわりの環境がこころとからだの健康に影響を与えているのであれば、これを活用しない手はありません。

まずは、まわりをなるべくきれいに整理整頓する。

そして、こころとからだを健康に保ってくれるようなグッズを活用してみてはどうでしょうか。

【思わず笑顔になるものをまわりに置く】

みているだけで思わず笑顔になってしまうもの（家族やペットの写真、旅先での思い出の品、大好きな芸能人のグッズなど）を目につくところに置いておくと笑顔の回数が増えます。笑顔には免疫力アップや痛みの軽減、血糖値の改善などさまざまな健康効果が確認されているので、笑顔になった回数だけ健康度もアップします。

【香りを活用する】

なにかの香りで過去の記憶がとつぜんよみがえることがあります。これは、嗅覚と脳がダイレクトにつながっているからです。心地よいと感じる香りには脳をリラックスさせる効果があり、交感神経のバランスが調うことも確認されています。香りがおよぼす心身への健康効果はとても大きいのです。

益軒さんの「清潔は養生をたすける」という言葉は「まわりを心地よいと感じる環境に調えることも、人生の後半をより楽しくしてくれる」というアドバイスなのだと思います。

『養生訓』の教え

まわりがきれいであれば、内側もきれいになる。だから、住居や庭はいつもきれいにして、机のうえもかたづけるとよい。こうしてこころを清くたもつことも、からだを動かすこともすべて養生になる（巻第二）

いつもいる部屋や、いつも使う家具や道具は、かざりけがなくシンプルで、清潔なものがよい（巻第五）

香が鼻の養生になるのは、五味が口の養生になるのとおなじである。香を嗅ぐことは正氣を助けて邪氣やけがれをはらい、天地とつながるのを助けてくれる（巻第七）

帯津良一の養生訓4――環境について

まずは自然環境です。益軒先生は風・寒・暑・湿の過ぎたる場合を養生を妨げるものとして〝外邪〟と呼んでいます。最近は地球の自然治癒力の凋落《ちょうらく》が著しいためか、外邪の襲ってくる頻度が高くなって、その激しさもかつてないほど増しています。

八月から九月にかけて台風の頻度が高く、毎週のように襲ってきます。スケールも大きくなって河川の氾濫や家屋の崩壊など日常茶飯事です。台風以外の大雨や地震、雷も増えています。

「天災は忘れた頃にやって来る」

と言ったのは寺田寅彦《てらだとらひこ》（一八七八～一九三五）とされていますが、百年前はそうだったのでしょう。百年ほどではなくても、私の学生時代、台風といえば、一九五九年九月の伊勢湾台風ぐらいしか覚えていません。当時、私は医学部の三年生。西片町《にしかたまち》に下宿していました。下宿といっても賄い付きではありませんから、夕食は近くの食堂です。伊勢湾台風が東京を襲った九月二十七日の夕、夕食を済ませて雨のなかを下宿に帰る途中、その日に開店したらしいバーの前を通ったのです。入り口に大きな花輪が立て掛けてあり、店内から、さんざめきが聴こえています。

「あれ！　こんな処にバーが？」

と思いながら、通り過ぎたのですが、このバーが、その後四十年も通い続けることになったバー「フローラ」だったのです。

ところが、いまは「天災は忘れないうちにやって来る」になってしまったのです。どうしてそうなってしまったのでしょうか。それは一人ひとりの生き方の問題であると思います。

どういうことかというと、自然界は場の階層から成るといいます。私たち人間という階層の内に目を向けると、臓器、細胞、遺伝子、分子、原子、素粒子という場が階層を成しています。一方、外に目を向けると、家庭・学校・職場という日常生活の場。地域社会・自然界・国家・地球・宇宙・虚空という場が階層を成しています。そして、この場の階層には「上の階層は下の階層を超えて含む」という原理がはたらいています。つまり、上の階層は下の階層の性質を全部持っているが、それだけでなくプラスアルファを持ち合わせているのです。だから下の階層での研究成果を上の階層に当てはめようとすると無理を生ずることがあるというのです。

たとえば、人間という階層に生まれた〝がん〟という病気を臓器という階層に築かれた西洋医学で対処しようとすると手を焼くことがある。ここはやはり人間という階層に築かれたホリスティック医学を持ってこないと駄目なのです。

だから、地球の場のエネルギーを高めるためには国家の場のエネルギーを高めなければならないし、国家の場のエネルギーを高めるためには地域社会の場のエネルギーと全階層の場のエネルギーが関係してきます。とどのつまりは私たち一人ひとりの生命場のエネルギーを高めることが必要になってきます。私たちの生き方が問われてくるのです。

一方、自然治癒力とは何でしょうか。自然治癒力とはラテン語でVis medicatrix naturae といいます。ラテン語ですからローマ。ローマといえばガレノス（一二九頃〜一九九頃）ということになりますが、概念としての嚆矢《こうし》はさらに古く、古代ギリシアの医聖ヒポクラテス（前四六〇頃〜前三七五頃）にさかのぼります。

それまでの悪魔払いの医学を排して、身体をつぶさにみる経験医学を打ち立てた彼は、治癒力の根元として、体内にｎａｔｕｒｅなる概念を求めたのです。以来、自然治癒力は西洋医学の歴史とともに時を刻んできました。それほど古い歴史を誇る自然治癒力も、その正体についてはほとんどわかってはいません。生命場について、まだ科学の解明が少しも進んでいないのですから当然といえば当然なのでしょう。

それでも自然治癒力の存在を否定する人はまずいないでしょう。ちょっとしたかすり傷がなにもしないでも自然に治ることは誰でも経験していますし、二十世紀のあの素晴らしい外科学の進歩はすべて自然治癒力のおかげであることを誰でも知っているからです。

だから地球の自然治癒力を寺田寅彦の二十世紀初頭にまで回復し、環境のなかに潜む外邪の部分を和らげるのは私たちの生き方次第ということになるのです。このことを一人でも多くの人が意識するだけで、地球の自然治癒力は回復してくるのではないでしょうか。

その他で、私が『養生訓』のなかで金科玉条としているのが、

「冬はあたためすぎてはいけない」

ということです。本文に曰く、

「冬は、天地の陽氣とぢかくれ、人の血気おさまる時也。心氣を閑かにし、おさめて保つべし。あたため過ごして陽氣を発し、泄《もら》すべからず。」

と。

寒くても、体をあたためすぎてはいけないと言うのです。

「冬は天地の陽氣が閉じかくれて、人の血氣（血のはたらき）がおさまるときである。心氣（心臓のはたらき）を落ち着けて、血氣を体内におさめて保っておくのがいい。あたためすぎて、陽氣を発して外にもらしてはいけない。のぼせさせてはいけない。熱い湯には入ってはいけない。労働して汗を流し、陽氣をもらしてはいけない」

というのです。

私は若いときから、夏と冬とで服装の違いは上着とズボンだけです。ワイシャツと下着は夏も冬もまったく同じです。チョッキやセーターは身につけたことはありません。八十歳になってからはオーバーも着なくなりました。

だから冬はどこでもいつでも寒い思いをしています。それでも風邪をひきません。『養生訓』の言うとおりなのです。

もっとも風邪をひかないのはもうひとつの工夫も役に立っているのだと思います。私の場合、一年中講演会などの予定が入っていてキャンセルはできません。患者さんの外来診察もすべて予約制でキャンセルはできません。だから絶対に風邪をひけないのです。もう二十年以上も風邪をひいたことはありません。

最初の頃はいつも漢方薬の葛根湯のエキス剤を携帯していて、「あっ！　あぶない」と思ったら、すぐに服用するのです。これはよく効きました。しかし、欠点は湯水がないと服用できないことです。タクシーのなかで、あぶないと思っても服用できません。そこである時期からホメオパシーのアコナイトに替えました。これもよく効きます。あぶないと思ったら仁丹ほどのピルを口のなかに放り込めばいいのですから、いつでもどこでも可能です。冬の薄着とアコナイトで風邪知らずというわけなのです。

もうひとつ、『養生訓』は、

「環境を清潔に」

ということも勧めています。

「まわりの環境が清潔であると、中心もこれにふれておのずから清くなる。外側から内部を養うの道理である。それゆえに居間はいつも塵埃《ほこり》をとり除いて…」

と。しかしこれは私には無理なようです。鳴海さんにおまかせいたしましょう。

23 呼吸と氣 ── さかのぼれば天地の氣

全部で八巻ある『養生訓』は、次の文章からはじまります。

「人の身は父母を本とし、天地を初とす。天地父母のめぐみをうけて生れ、又養はれたるわが身なれば、わが私の物にあらず。天地のみたまもの、父母の残せる身なれば、つゝしんでよく養ひて、そこなひやぶらず、天年を長くたもつべし」（巻第一）

人のからだ（生命）は父母、先祖、天地からのいただきものであって、自分だけのものではないのだから、たいせつに養生して天寿をまっとうしなさい、ということでしょう。

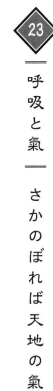

益軒さんの「養生観」が、もっともよくあらわれている一文です。

父と母がいて、父と母にも父（祖父）と母（祖母）がいて……と数えていくと、、七代前のご先祖様は百二十八人になります。

十代前までさかのぼると、千二十四人。二十代前までさかのぼると、百四万八千五百七十六人。

こうなると、もはや誰をどんなふうに呼んだらいいのかわかりませんが（笑）、宇宙がはじまってから数え切れないほどのご先祖さまたちによって、たいせつな「いのちのバトン」が、受け継がれてきたことがわかります。

その「いのちのバトン」の最先端にいる自分を「地上に咲く花」にたとえると、ご先祖さまは「根」にあたる、という考え方があります。

「根」は英語で「ｒｏｏｔ（ルート）」。複数形は「ｒｏｏｔｓ（ルーツ）」。

つまり「私のルーツは」というのは「私の『根（＝先祖）』は」という意味なん

ですね。

「根」が元氣だと、とてもきれいな「花」が咲き、とても立派な「実」がなります。

ご先祖さま（根）が喜ぶと、その喜びは自分（実）にもつながっている、ということでしょう。

では、どうしたら、ご先祖さまに喜んでもらうことができるのか？

「根」はずっとつながっていると考えれば、いちばん喜んでもらいやすい、身近なご先祖さま（＝親）に喜んでもらったらいいのではないでしょうか。

益軒さんも次のように述べています。

「親のこころを楽しませ、憂いを持たせないようにしなさい」（巻第八）

では、父母がすでにあの世へ旅立っている場合は、どうしたらよいでしょうか。

「親が生きているうちに、親孝行ができなかったことを後悔している」と相談してきた人に対して、宇宙の法則などを研究していた小林正観さんは、こんな話をしたそうです。

「親が生きている間に、親に何かしてあげることを親孝行というのではありません。本当の親孝行は、親が亡くなったときから始まります。親があちらの世界に行ってこちらをみたときに『ほら、みてください。あれが私の娘です。いつも笑顔で、おだやかに楽しく生きているでしょう』とか『あれが息子です。いつも誠実で、まわりの人によろこばれているのが私の息子ですよ』と自慢できるような生き方を自分がすること。

それが、最大の親孝行です。

親孝行とは、親に何かをしてあげることではなく、親が自慢できるような生き方を子ども（自分）がすることです。だから、親孝行に手遅れはないんです」

僕たちは皆、さかのぼれば「天地の氣」から生まれた存在。

親がこの世にいても、あの世にいても、親をたいせつに思うこころは、連綿と続いているご先祖さまをとおして、天地自然の摂理を敬う氣持ちにつながっていくように思います。

『養生訓』の教え

人の身（生命）は父母からのいただきもので、父母もまたその父母から生命をいただいている。その源をたどっていくと、限りない生命（天地自然の摂理）へとつながる。自分のからだは、こうした天地自然の摂理から祖先を通じていただいたものだから、つつしみをもって養生し、天寿をまっとうすることがたいせつである（巻第一）

24

呼吸と氣　呼吸で天地とつながる

生命のもとである「天地の氣」とのつながりは「呼吸を通じても実感できる」と益軒さんは言います。

「人の腹の氣は天地の氣と同じくして、内外相通ず。人の天地の氣の中にあるは、魚の水中にある如し。魚の腹中の水も外の水と出入りして、同じ人の腹中にある氣も天地の氣と同じ」（巻第二）

人は呼吸をとおして、天地の氣と交流している存在。

「生きている＝息をしている」

「生きもの＝息をするもの」

「生きやすい＝息をしやすい」
と考えると、わかりやすいかもしれませんね。

「天地の氣」とのつながりを実感できる呼吸の仕方について『養生訓』には次のように書かれています。

「養氣の術つねに腰を正しくすえ、真氣を丹田におさめあつめ、呼吸をしづめてあらくせず、（中略）胸中に氣をあつめずして、丹田に氣をあつむべし」（巻第二）

腰は自然に伸ばすイメージで、胸のあたりではなく、丹田（おへその下あたり）で呼吸をするという感じでしょうか。
最初は、おへその下に手を当てながら、息を吐くときにお腹をへこませ、息を吸うときにお腹を膨らませると、わかりやすいかと思います。

人によっては、お腹を膨らませながら息を吐き、へこませながら息を吸うほうがラクに感じることもあるので、どちらでもそのとき気持ちのよい方法でおこなっていると、気持ちがだんだんと落ち着いてくることが実感できます。

「衆人は喉で、哲人は背骨で、真人は踵《かかと》で呼吸する」という言葉があります。

衆人とは多くの人という意味なので、たいていの人は喉（胸のあたり）で呼吸をして、哲人（学識が豊かな人）になると、背骨（丹田を意識した呼吸が深まった状態）で呼吸をするようになり、真人（道を究めた人）ともなれば、意識はさらに深まって、踵で呼吸をしているようなイメージになってくる。氣功でいう「上虚下《じょうきょか》実《じっ》」を自然におこなっているような呼吸でしょう。

野口体操の創始者・野口三千三さんは、こうした呼吸を「地球との一体感があって、堅い踵も開いている感じがあり、空気を呼吸しているというより、地球の中から気が通ってくる感じがする」（『原初生命体としての人間』（岩波現代文庫））と表現しています。

まさに「天地の氣」とつながっている呼吸ですね。

益軒さんは「しづかに、かすかに、ながい呼吸が理想」とも述べていて『養生訓』には「鼻で呼吸をしていることがわからなくなり、臍下丹田のあたりでかすかに息をしているかのような状態」と書かれています。

座禅においての究極の呼吸といわれる「あるがごとく、なきがごとく」とおなじです。

自らの心と書いて「息」と読むのは、呼吸とこころがつながっていることを訓《おし》えてくれているのかもしれませんね。

人生の後半を「粋《いき》」に過ごす秘訣だと思います。

『養生訓』の教え

呼吸は生きていることそのものであり、人のなかにある氣は天地の氣と通じている。これは、魚が水のなかにいて内と外の水が通じているのとおなじことである（巻第二）

呼吸をするときは、ゆっくり深く、臍下丹田へ出し入れするようにおこなうとよい（巻第二）

息を調えるには、規則的にしずかな呼吸を繰り返すとよい。そのうち鼻で呼吸をしていることがわからなくなり、臍下丹田のあたりでかすかに息をしているかのようになる。これが氣を養う方法である（巻第二）

帯津良一の養生訓5——呼吸と氣について

「人の身は父母を本とし、天地を初とす。天地父母のめぐみをうけて生れ、又養はれたるわが身なれば、わが私の物にあらず。天地のみたまもの、父母の残せる身なれば、つつしんでよく養ひて、そこなひやぶらず、天年を長くたもつべし。」

これは『養生訓』第一巻の冒頭に書かれている文章です。益軒の生命観がはっきりと打ち出されています。鳴海さんの言うように、生命とはわが父母からのいただきもの、その父母は、またその父母からと、生命の淵源をたどっていくと、百数十億年前の宇宙の起源、ビッグバンにまで行き着きます。生命は「私の物」ではなく、「天地のみたまもの」なのです。だから、わが父母と母なる大地に感謝の意をささげながら、人としての道を歩んでいくことこそ、養生であると益軒先生は言います。

そして益軒は『養生訓』のなかで、養生の道は氣を調えることだと語っています。この氣とは中国医学において中心的な概念ですが、その正体となるとまだよくわかってはいません。

「氣は大は宇宙から、小は私たちの細胞の一つひとつにまで、あまねく存在する生命の根源物質である。」

というのが中国医学の氣の定義です。『養生訓』ではこう説かれています。

「人の元気はもとはといえば、天地の万物を生じる氣である。この氣がなければ人はこの世に生をうけることはできない。そして生をうけたあとは、飲食、衣服、住居の外物の助けによって元気が養われて生命を維持していくのである。さらにはこの飲食、衣服、住居の類も、また天地の所産であり、生まれるも養われるも、すべて天地父母の大恩のおかげなのである。」

と。つまり、陽の階層の原理からすれば、人の元気のもとは虚空の氣なのです。

かつて中国医学を学び始めたときには、氣の正体を知りたくて、

『淮南子に現われた氣の研究』(平岡禎吉《ひらおかていきち》・理想社・一九六八)
『氣の研究』(黒田源次《くろだげんじ》・東京美術・一九七七)
『気の思想』(小野沢精一《おのざわせいいち》他・東京大学出版会・一九七八)

など内外の書物を読み漁りました。しかし、結局は先ほどの定義が金科玉条として述べられているだけでした。そこで私もこの定義を玉条にして、あとは考えないことにしたのです。

ところが、あるとき、調和道協会の第二代会長・村木弘昌《むらきひろまさ》先生のお誘いで、北京大学で講演をすることになりました。対象は経済学部の学生さんと体育学部の学生さん合わせて百三十人ほどです。私に与えられた演題は「中西医結合によるがん治療」。

話が終わるや否や、経済学部の学生さんがさっと質問の挙手。

「あなたの氣に対するご見解を！」

と来たものです。

一瞬たじろぎました。しばらく氣について考えていなかったからです。しかし、すぐに態勢を立て直し、昔のことを思い出しながら答えました。

氣は物質かエネルギーか、または情報か原理か、よくはわかっていませんが、いずれにしても、エントロピー増大の法則と反対方向に物事を押し進める、つまり物事の秩序性を高める何物かである、と。質問の学生さんも、わが意を得たりとばかりに、にっこりと笑ったものです。

ということで呼吸法についてもエントロピーと関連づけて考えています。ふだん無意識におこなっている呼吸を意識的におこなうことによってエントロピー排泄を促進しようとしているのが呼吸法です。呼吸が生きることそのものであるとすれば、呼吸法はより積極的に生きようとする意志と言ってもよいでしょう。

レイモンド・チャンドラーの小説の主人公である、探偵フィリップ・マーロウの
「タフでなければ生きていけない。しかし、優しさがなければ生きている資格はない」

という有名なセリフを借りると、

「人間は〝呼吸〟なしでは生きていけない。しかし、〝呼吸法〟がなければ生きている資格はない」ということになりそうです。

さらに呼吸法とエントロピーの関係にもう一歩踏み込んでお話ししますと、生命を維持するために体内の各臓器では日夜さまざまな反応がおこなわれています。これらの反応に必要なエネルギーは太陽から発して植物をとおして体内に入ってきます。体内に入ってきたエネルギーはそれぞれの臓器で、それぞれの反応に即したエネルギーに変換されます。するとエネルギーの変換のたびにエントロピーが発生します。

このエントロピーが体内に蓄積されてくると秩序が乱れて健康が害されることになります。にもかかわらず皆さん日々生き生きと暮らしているのはどうしてなのか。発生したエントロピーを熱や物にくっつけて体外に捨てているからだというのが、オーストリアのノーベル物理学賞受賞者エルヴィン・シュレーディンガーの考えで、いまでは定説になっています。要するに汗、涙、呼気、大便、小便にエントロピーをくっつけて捨てているのです。しかし、このなかで何回でも繰り返し捨てられるのは呼吸だけです。だからエントロピー排泄の主役はなんといっても呼吸法なのです。

もうひとつ、呼気の大事さを支えるのが自律神経のバランスです。私たちはこの情報化社会、ストレス社会を生きていくために、いつも交感神経をピリピリと興奮させています。だから交感神経だけが先行して副交感神経が置いてきぼりをくってバランスが大きく崩れているのです。健康の維持のためには自律神経のバランスを回復させなければなりません。それにはなによりも置いてきぼりをくっている副交感神経のはたらきを高めなければなりません。そのためには呼気を増大させることです。呼気で副交感神経が興奮し、吸気で交感神経が興奮するというはたらきがあるからです。だから最近の養生法としての呼吸法は呼気が中心で、呼主吸従《こしゅきゅうじゅう》が基本とされています。

にもかかわらず、『養生訓』の呼吸ないしは呼吸法の記事をみると呼主吸従はまったく姿をみせないのです。たとえば、

「ひとの体内にある氣も天地に満ちている氣と同じである。がしかし、体内の氣は内臓にあるので古くなってよごれている。天地の氣は新鮮で清らかである。だから、ときどき鼻から外氣を多く吸い込むとよいのである。吸い込んだ氣が体内にいっぱいになったならば、口から少しずつ静かに吐き出すこと。荒々しく吐き出してはいけない。これは古くよごれた氣を吐き出して新しい氣と古い氣との取り換えであるからである。」

と言い、さらに『千金方《せんきんほう》』に

「つねに鼻から清氣を引き入れ、口より濁氣を吐き出す。入《い》るること多く出すこと少なくす。出すときは口をほそくひらきて少し吐くべし」

と書かれていると、唐代以前の医学書の集大成である『備急千金要方《びきゅうせんきんようほう》』（孫思邈《そんしばく》撰）

の名を添えて自説を強調しています。呼主吸従のかけらもないではないですか。

『養生訓』が大好きな私としては残念なことですが、益軒先生、呼吸法にはあまり関心がなかったのかもしれません。その分だけ同じ江戸時代の養生書、白隠禅師の『夜船閑話《やせんかんな》』の呼吸法が輝いてくるというものです。

白隠さんの「仙人還丹《げんたん》の秘訣」の要点は吐く息とともに氣を臍輪《さいりん》・気海・丹田・腰脚、そして足心《そくしん》に満たすようにするのです。いわゆる逆腹式呼吸です。そして、この効果が積もれば、

「一身の元氣いつしか腰脚足心に充足して、臍下が瓢箪のように充実してく

ること、篠打《しのう》ちして柔らかくする前の固く張った蹴鞠のごとくである。」

というのですから、迫力が違います。白隠さんの呼吸法には人の命がかかっているのです。どういうことかと言いますと、白隠さんの名声を慕って若いお坊さんたちが修行するために松蔭寺に集まってきます。彼らの多くは近くの民家に間借りしながら喰うものも喰わず激しい修行に励むのですからたまったものではありません。ばたばたと病に倒れたといいます。

十五年くらい以前に、原（東海道原宿）の松蔭寺を訪ねた際、白隠さんのお墓の周囲に、修行中に倒れた若いお坊さんたちのお墓がいくつもあるのにおどろいたものでした。こうした若者たちを救うべく、「仙人還丹の秘訣」を一人ひとり手をとって教えたのですから、若者たちの生命がかかっている分、迫力が違うのです。そうして健康を取り戻した若者たちが手を取り合って喜んでいるのをみると、

「そんなことで喜んでいては駄目だ！　健康を取り戻したらなお一層修行に

励んで、より高い境地を狙わなくては！」

と檄を飛ばします。さらに、

「生きながらにして虚空と一体となって、不退堅固の真の仏法の姿をこの身をもって体現しようではないか」

と説くのです。

私は三十年ほど前に、白隠さんのこの意気に圧倒されました。そして、この意気を体現できる呼吸法を目指して、新呼吸法「時空」をアレンジしたのです。新呼吸法「時空」は次のように六つの部分から成ります。

一、予備功。心身をリラックスさせ、経路をのびのびとさせることで、氣の通り道を調えることが目的です。

二、氣となじむ。天の氣、地の氣を取り入れ、全身に行き渡らせることが目的です。「宮廷二十一式呼吸法」から選んで、天の氣を取り入れる気《き》貫丹《かんたん》頂《ちょう》、地の氣を取り入れる引気下行《いんきかこう》、取り入れた氣を全身に行き渡らせる気《き》通双臂《つうそうび》から成ります。

三、四億年前を想い出すー波打ち際のリズム呼吸。四億年前に波打ち際で繰り広げられた、水中から陸上への生命の進出の壮大なドラマに思いを馳せ、悠久の時の流れを感じ取ろうというものです。調和道丹田呼吸からお借りしました。

四、虚空と氣の交流をする。氣功は「虚空と一体となる日のためのリハーサル」というのがこの功法の主眼であり醍醐味です。智能氣功《ちのうきこう》からお借りしました。

五、虚空と一体となる。智能氣功のなかの「三心併站功《さんしんへいたんこう》」をおこない、手のなかに宇宙を抱くイメージをすることによって、虚空と一体となる感じを掴みます。

六、収功、いわゆる整理体操です。(『白隠禅師の気功健康法』帯津良一・佼

成出版社）

つまり、『養生訓』のなかで、いちばん弱い呼吸法の部分を少しでも補強したかったと言っては思い上がりでしょうか。でも、それだけ『養生訓』が大好きなのです。好きで好きでたまらないのです。この気持ちに免じて、お許しください。

25 医者と薬──薬を飲むより、食養生

「孫思邈《そんしばく》いわく、わけもなく薬を服用してはならない。薬によって、かたよってよくしようとすれば、体内の氣が乱れて、病が生じる」（巻第七）

※孫思邈《そんしばく》　唐の時代に活躍した医者

「食養生をたいせつにして、やむをえないときだけ薬を用いるとよい」（巻第四）

「薬は慎重に用いる」「薬より食養生」というのが、医者でも薬学者でもある益軒さんの考え方で「なるべく薬にたよらず、ふだんの食生活をたいせつに」というアドバイスが何度も登場します。

なかでも、野菜と味噌は「消化がよく、穏やかな食材」として紹介されています。

「野菜は消化がよく、穀物や肉の足りないところを補ってくれる」（巻第三）
「味噌は性質が穏やかで、胃腸の働きを助けてくれる働きがある」（巻第三）

草冠（植物）に楽（癒やし）と書いて「薬」になるのは、野菜（植物）が持つ、こうしたはたらきをあらわしているのかもしれませんね。
味噌の原料である大豆の食効は、先人が漢字で訓えているとおりです。

頭　　豆を食べると頭がよくなる
喜ぶ　豆を食べるとからだが喜ぶ
豊か　豆を食べると豊かになる
登る　豆を食べると体力がつく
嬉しい　豆を食べると嬉しくなる

こうした「豆」の力に「発酵」という自然のはたらきが加わったものが味噌。益軒さんのお勧めする理由がわかります。

旬の野菜を具材にした味噌汁は「最強の養生食」ということになるでしょう。

帯津先生は、こうした食養生を基本にしたうえで「生活の質を上げるために薬を上手に用いる」ことの有効性を『養生訓 最後まで生きる極意』（朝日新聞出版）で次のように述べています。


「私は痛風持ちです。これを養生だけでコントロールしようとすれば、大好きなビールも酒も、イクラも筋子も明太子も控えなければなりません。私にとってこれでは、生活の質を下げること甚《はなは》だしい。だから、毎朝、一錠の抗尿酸剤を服用して、ビールも明太子も楽しむことにしています。（中略）つまり、薬を飲んで、生活は乱暴にというライフスタイルなのです。益軒先生には怒られそうですが、心の安定を考えれば、これも養生の術です」

帯津先生の提案を読んで、なんだか嬉しく感じるのは僕だけではないでしょう（笑）。

僕の知人にも、五十年以上毎日睡眠薬のお世話になっている人がいますが、先日とても元気に九十歳の誕生日を迎えました。

益軒さんいわく「養生の秘訣は、こころをやわらかくたもつ」こと。

「こうしなくちゃ」とか「こうでなくては」と思うと、こころがかたくなります。

薬についても、食養生をたいせつにしながら、体質やライフスタイルに応じて臨機応変（ほどほど）に考えたらよいのではないか、というのが帯津先生との共通した見解です。

『養生訓』の教え

病の災いより、薬の災いの方が多い。薬を用いずに慎重に養生をおこなえ

ば、薬の害はなく、病も癒える（巻第七）

病になっても名医に出会えなければ、薬は飲まずにただ病が癒えるのをしずかに待っているほうがよい。医者の良否を選ばないまま、急いで薬を用いてはいけない（巻第七）

26 医者と薬
医者にも上・中・下？

益軒さんは「医者にも上、中、下がある」として「お医者さんは慎重に選ぶように」と述べています。

では、益軒さんのいう「上医」とは、どんなお医者さんなのか？

まず、「よい医者は薬をたくさん出さない」「薬を慎重に用いる」と書いています。

薬の処方の仕方を目安にして、人間の持つ「自然治癒力」に重きを置いた考え方です。

自然治癒力という概念は、古代ギリシアの医聖ヒポクラテスの頃（紀元前四六〇頃〜前三七五頃）から存在していたようで、治癒の根源を「内なる自然の力」とし、それを引き出すことを医術の中心に据えていたことがわかっています。

その頃の人たちにとって、養生や自然治癒力といった概念はあたりまえだったのかもしれませんね。

そして、もうひとつ。益軒さんは「思いやりと慈しみを持った人」とも述べています。

これは、ある程度の期間お付き合いしてみなくては、深いところまでわからないかもしれませんが、ひとつ言えるのは「人柄は人相・雰囲気にあらわれる」ということ。

なんとなく温かみを感じる、話し方がやさしい、ホッとする。

そういった感じのお医者さんだったら安心して相談ができそうです。

明治大学教授の齋藤孝さんは『図解　養生訓』（ウェッジ）で「医者選びのコツ」として「よく話を聞いてくれる」「不安や不満を取り除こうとする」「わかりやすく

説明してくれる」「積極的に触診する」という四つを挙げています。

お医者さんがじっくりと顔をみながら話を聴いてくれて（望診・聞診・問診）、からだに触れながら症状を確認してくれる（触診）。それだけでも、とても安心感が持てるのではないでしょうか。


「上医（良医）」を選ぶ基準は「薬の処方の仕方」と「安心感」。

そして、自然治癒力を引き出してくれるお医者さん、ということになりそうです。

『養生訓』の教え

医は仁術（儒教の最高の徳）であるから、思いやりと慈しみを持って、人を救うことに全力を尽くさなければならない（巻第六）

上医は病を知り、脈を知り、薬を知る。下医はこの三つを知らないので、みだりに薬を与えて、治療を間違うことが多い。中医は病と脈と薬を知ることは、上医におよばないが、薬は氣をかたよらせるので、みだりに用いるべきでないことを知っている（巻第七）

良医は薬を臨機応変に用いる。症状や変化に応じて適切で、ひとつの方法にとらわれない。古代の医術からも学び、時代にあった方法も活用する。故きを温めて新しきを知るのが良医である（巻第七）

27 医者と薬

治癒にも、タイミング

日々養生をこころがけ、薬の上手な使い方と、良いお医者さんの見分け方がわかっても、体調を崩してしまうことはあるでしょう。

そんなとき、益軒さんは「いったん病氣になってしまったら、くよくよ考えず、養生に専念しなさい」と述べています。「くよくよしていると、氣がふさがってしまう。治るときがきたら治るのだから、とにかく養生しなさい」というわけです。

そして、それでも駄目なときは「天がさだめた寿（授）命なのだから、しょうがない」として「自然界の摂理におまかせする」ことを説いています。

誰もが「生老病死」というステージをとおるのだから、できるだけのことをやったら、あとは「自ずと然るべき状態＝自然の摂理」にゆだねるということなのでしょう。

医学者の杉田玄白が、八十五歳でこの世を去るとき「医事は自然に如かず」と書き残しているように、自然治癒力は、益軒さんのいう「治ることを急がず、自然にまかせておく」心境で、自然界の摂理におまかせして（ゆだねて）しまったとき、もっともその力が顕現されるようです。

旧約聖書に次のような一文があります。

「天の下では、なにごとにも定まった時期があり、すべての営みにはときがある。生まれるのにときがあり、死ぬのにときがある」（伝道者の書第三章一－八節）

病にかぎらず、起こることすべてに「定まったとき」があると考えれば、いろいろなことに対して氣持ちがやわらかくなるのではないでしょうか。

養生の秘訣として益軒さんが繰り返し述べている「こころがやわらかい」状態で

す。

なにごとも急がず、ときの流れに身をまかせ（という歌ありましたね）、マハートマー・ガンディーの「よいものはカタツムリのように進むのです」という言葉のように、人生の後半を楽しみたいものです。

『養生訓』の教え

はやく治そうとして急げば、かえって病は重くなる。養生でできるだけのことをしたら、治ることを急がず、自然にまかせておくのがよい（巻第六）

いたずらに病を憂いて苦しんでもしょうがない。心配すれば氣がふさがって病は重くなる。重い病でも、養生を続けていれば思ったよりもはやく治るものである。もし、死ぬと決まった病であれば、天の定めるところであ

るから、なおさら心配してもしょうがない（巻第六）

帯津良一の養生訓6 ――医者と薬について

益軒先生、良医を選ぶのも養生の道であると言います。医療とは場の営みです。患者さんを中心にご家族、友人、さまざまな医療者がつくり出す場の営みなのです。どういうことかと言いますと、当事者の一人ひとりが、自らの内なる生命場のエネルギーを高めながら、他の当事者の生命場にも思いを遣ることによって、医療という場のエネルギーが高まっていく。その結果、患者さんは病を克服し、他のすべての当事者もそれぞれ癒やされていく。

すると、その分、また医療の場のエネルギーがさらに高まり、患者さんをはじめ当事者のすべてが癒やされていく。すると…という好循環が生まれればしめたもの。これが医療というものなのです。

だから良医とは常に自らの内なる生命場のエネルギーを高めながら、他人の生命場にも思いを遣る医師ということになるのです。一見、簡単なようですが、いつでも誰でもができることではありません。それなりの努力は要るものなのです。医師としての職業を超えて、人間としての生き方の問題なのです。大いに発憤しようではありませんか。

そして、益軒先生、医者になるならば、君子医《くんしい》といわれる医者になれと言います。小人医《しょうにんい》になってはならないと言います。君子医は、ひとのために尽くす。もっぱらひとを救うことを志す。それに反して小人医は、自分のためにするばかりである。自分の利益ばかりを求めて、ひとを救うことに専一ではない。医は仁術ではないか。ひとを救うをもって志とすべきである。これこそがひとのためにする君子医というものであると強調します。

いまどき典型的な小人医なんているとは思えませんが、私の患者さんで、私に手紙を下さる際、最後はかならず、

「帯津良一君子医殿」

という宛名で結んでいるのです。いささか照れ臭いですが、その都度、襟を正しています。

さらに、およそ医者を志す者は、まず儒書を学び、その文義を理解できるようになっておくことが必要であるといいます。そのうえで唐代初期の名医・孫思邈《そんしばく》（五八一〜六八二）の

「凡《およ》そ大医となるには先ず需書に通ずべし」

「易を知らざれば、以て医となるべからず」

という言葉を紹介しています。

需書とは儒学を説いた書物です。ご存じのように、儒学とは孔子が唱えた政治倫理思想を体系化したもので、中国の学問の中心に据えられています。日本で馴染みのある需書といえば論語でしょう。易とは易経のことです。古代の占術を儒家が取り入れて体系化した書物で、その理論は陰陽の二元をもって天地間の万象を説明するものです。中医学の理論の柱は陰陽五行学説で

す。ですから、まずは儒学ないしは易経を学んで陰陽五行の哲理を十分に理解してから、医学に進めというのです。しかし、もう少し端的に言えば、

「医師たる者、哲学を身につけるべし」

ということなのではないでしょうか。私のように六十一年もがん治療の現場で医師を続けていると、このことの大事さが痛いほどわかります。

ここで思い起こすのは一九四一年三月に大阪帝国大学に開講された「医学概論（医学哲学）」の講座です。医者は哲学を身につけるべきであるという発想から生まれたといいます。ベルクソンの研究者でフランス哲学者の澤瀉《おもだか》久敬《ひさゆき》先生が初代講師でした。大阪大学ならではの大英断でした。ところが、開講した年の十二月には太平洋戦争が勃発し、この講座への風当たりが強くなったといいます。哲学などという役に立たない学問にうつつを抜かしているときかというのでしょう。このとき澤瀉先生は少しもあわてず、学生さんたちに対して、

「君たちも肩身が狭いだろうが、いまは気にするな。やがて哲学を身につけた良医になって、お国に恩返しをすればよいのだから」

と激励したというのですから、さすがです。医療という行為は、治療者の側に死生に対する哲学があって初めて生きてくるのです。それを持たない治療者は患者さんに真に寄り添うことができません。益軒先生と澤瀉久敬先生の見識に頭が下がります。

ここで寄り添うということが出てきました。いつの頃からか、医療というものは治したり癒やしたりは方便であって、患者さんと治療者が寄り添い合うことだと思うようになったのです。そして、そんな私の背中をそっと押してくれたのが『思想としての「医学概論」』（高草木《たかくさぎ》光一《こういち》編・岩波書店）の次の文章でした。

「儚《はかな》い、無価値の存在としての人間どうしが互いに寄り添い合うための行為として医学や医療を位置づけ直せば、そこには必ずしも高度な技術が必要なわけではありません。悲しみや苦しみがときに技術によって劇的に解消されることは否定しませんが、人間存在の根底にかかわる悲しみや苦しみは、結局相互的な行為のなかでしか癒やされることはないからです。いま、医学や医療のあり方を、澤瀉久敬が試みたように、科学論や生命論という大きな視点から、さらには社会科学的な視点から、根源的に考え直すときがきていると考えます」

さらに、からだに寄り添い、こころに寄り添うとともに、いのちに寄り添うことの大事さを教えてくれたのが、禅僧にして医師になった対本宗訓《つしもとそうくん》先生です。彼によれば、死をいのちの終わりではなく、いのちのプロセスのひとつと考えるならば、いのちに寄り添うことができるのです。死がいのちのプロセスのひとつであれば、死の向こう側が見えてきます。そうです。生と死の統合です。良い医師とは生と死の統合を目指す人だったのです。

そして、『養生訓』では

「医者には上中下の三種がある。上医は病気を知り、脈を知り、薬を知っている。」

と言い、薬についても多くの頁を割いていますが、基本的には薬よりは食養生を重視しています。それでも薬を使用することにやぶさかではなく、過不足なく適正に使うことを勧めているのです。

私の病院やクリニックには他院でオーソドックスな西洋医学的治療を受けながら、漢方薬、サプリメント、ホメオパシーなどの代替療法を求めてやって来る人が少なくありません。当然、他院の、それもいろいろな科の処方に触れることになります。なかには二十種類以上もの多くの薬が処方されている人がいます。よく、こんなにもたくさん服用できるな、とおどろいてしまいます。一方で、薬を毛嫌いする人もいます。できるだけライフスタイルを調えることで対処し、薬を避けるという人です。

どちらも極端はよくないので、益軒先生の言うように過不足なく適正に服用するのがいいのです。私は三十年ほど前から高血圧症の薬と痛風の薬を服用しています。初めて診断が下されて、うちの病院の内科の先生から、服用を勧められたのですが、最初はまずは食生活を調えてみたいからとお断りしたのです。ところが、この食生活が大変だということがわかったのです。お酒の制限がきついのです。飲んでもいいが、一夕に日本酒ならお銚子一本、ビールなら中瓶一本、ウイスキーならストレート一杯というのですから、たまったものではありません。

高血圧症のほうもそうです。高血圧と塩分の関係はまだ定かでないところもあるのですが、一般的には塩分は禁とされています。ところが私は晩酌の友として塩分が大好きなのです。いかの塩辛、酒盗、筋子、鱈子などが二種類ぐらいはないと晩酌になりません。

そこで、すぐさま内科の先生に電話して、前言を撤回しました。薬の処方をお願いしました。以来三十年余にわたって、どちらの薬も服用し続けています。そして毎日の晩酌に酒類と塩分は少しも遠慮せず自由に摂っています。そして、病状的にもデータ的にもどちらも悪化を認めません。時に薬嫌いの患者さんに、

「薬はこうして飲むものだ」

と嘯《うそぶ》いています。

第3章 人生の後半を豊かに生きるために

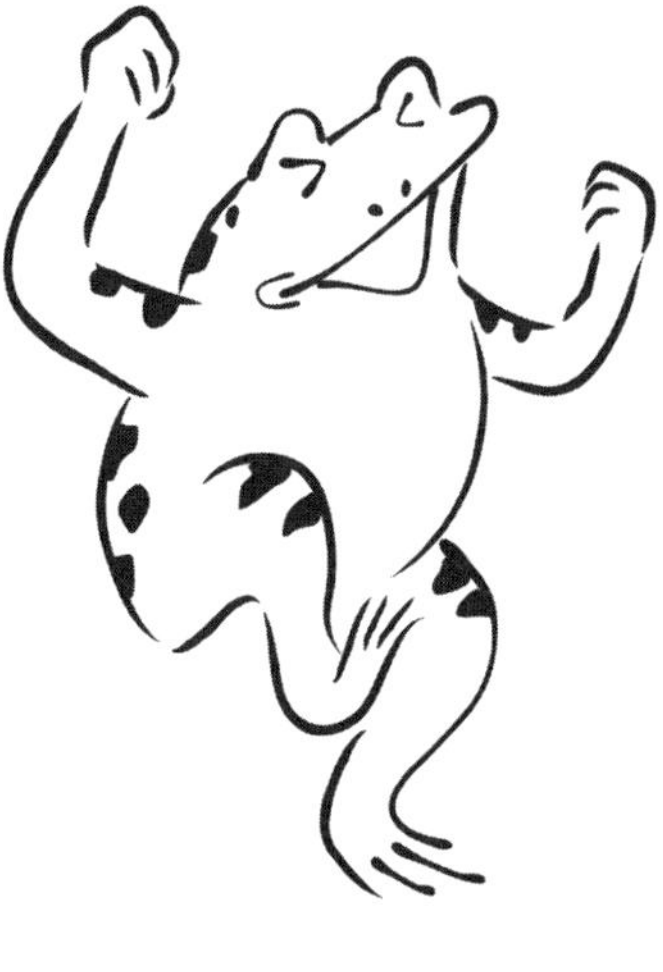

28 人生後半の毎日は値千金

「人生を楽しまずに過ごすのはもったいない。とくに人生の後半は、一日が千金にも値するのだから」（巻第八）

益軒さんが一貫して述べているのは「人生は楽しいもの」ということ。とくに人生の後半は「毎日が値千金」として、楽しまずに過ごすのはもったいない！ と言っています。

では、なぜ人生の後半が、そんなに楽しくなるのか？

その理由については、次のように書かれています。

「長生きをすると、そのぶん楽しみや益が多くなる。それまで知らなかったことを知ることができ、できなかったことができるようになる。学問を深めて、知識を増やす喜びもまた長生きすることで得られる」（巻第二）

なにごとにおいても、点と点が線になるタイミング、線がつながって面になるタイミングがあります。

年齢を重ねるごとに増えていくさまざまな経験や知識は、どこかで「線」や「面」になって、本人も気づかないうちに新しい可能性を広げてくれる。

益軒さんは自分自身の経験からも、そう考えていたのではないでしょうか。

そして、こうしたさまざまな経験や知識は、内面（感性）にも大きな変化をおよぼすことがわかっています。

慶應義塾大学大学院の前野隆司《まえのたかし》教授によると、年齢と幸福度の関係を示すデータから「人は四十～五十代から幸福感がアップする」という傾向があるそうです。

そして九十歳以上になると「幸福度が高まると同時に、自己中心性が減って、寛容性が高まる傾向がある」とも述べています（『サイエンスとスピリチュアルのあいだ』ワニ・プラス）。

人生の後半になると、自然に幸福感が増して、こころも広くなるのですね。

「世のなかの様子や他人のおこないを嘆いたり、怒ったりせず、そういうものだと受け入れて、いつも楽天的に日々をおくればよい」（巻第八）

『養生訓』に書かれたこうした心境へ自然に近づいていくことも、人生が後半になるほど楽しくなってくる理由なのかもしれません。

年齢を重ねるごとに増えていく経験や知識、それに伴って豊かになる感性などが、人生の後半を「値千金の毎日」にしてくれるのだと思います。

『養生訓』の教え

人生を楽しまずに過ごすのはもったいない。とくに人生の後半は、一日が千金にも値するのだから（巻第八）

人生も後半になったら、一日を十日と考えて毎日楽しく過ごすこと。世のなかの様子や他人のおこないを嘆いたり、怒ったりせず、そういうものだと受け入れて、いつも楽天的に日々をおくればよい。たとえ境遇に恵まれていなくても、あの世へ旅立つその瞬間まで毎日楽しく暮らすことである（巻第八）

29 老に至りて娯《たの》しみを増す

「老に至りて娯しみを増す」とは、益軒さんが六十五歳のとき、自画像を前にして記した一句です。

この言葉のとおり、お酒をこよなく愛し、二十二歳年下の愛妻と一緒に各地を旅しながら二百冊もの著作を書き上げるという晩年を過ごしました。

『大和本草《やまとほんぞう》』（日本最初の薬学書）や『楽訓《らくくん》』『養生訓』などの大著も、八十歳を超えてから書き上げられたものです。

人生前半でのいろいろな経験や勉強の蓄積が、前項で述べたような内面の自然な変容と相まって、益軒さんの晩年はまさに「老に至りて娯しみを増す人生」になったんですね。

益軒さんは「こうして人生の後半を幸福に過ごすことは、誰でもできますよ」ということを『養生訓』をとおして、さまざまなアドバイスとともに教えてくれているわけです。

ここまで紹介してきた「内欲をほどほどにおさえる」「外邪から身をまもる」「飲食や環境など日常の生活習慣で氣を養う」という養生のアドバイスにくわえて、益軒さんが「人生の後半において、とくにこころがけたい養生法」として述べていることがあります。

「こころは、つねにゆったりと静かでいること。そのためには、呼吸を静かにして、話すときは急がずにゆっくりと、口数も少なくし、動作も静かにおこなうとよい」（巻第二）

「用事はなるべく省いてシンプルにしなさい。用事が多くなれば、そのぶん氣をた

くさん使うから、本当のこころの楽しさがわからなくなる」（巻第八）

順天堂大学教授の小林弘幸さんによると「自律神経のバランスは、ゆっくりした呼吸や動作で調うことがわかっている」そうです（『なぜ、「これ」は健康にいいのか?』サンマーク出版）。

こころと呼吸とからだ（行動）はつながっているので「静かで、ゆっくりした」呼吸や動作は、そのままこころの安定になるんですね。

用事をなるべくシンプルにすることで、こころをシンプルに保つことができるのも、おなじ理由からでしょう。

人生の後半では「静かに、ゆっくり、シンプルに」がキーワードになるようです。

「若さをたもつには、毎日三人以上の人と会話するといい」と言っていた知人がいます。

現在七十代後半で、退職後は人と会う機会も減るいっぽうだったこともあってか、積極的にいろいろな場所へ出かけては「一日三人のノルマ」を頑張ってこなしていました。

ところが、さいきん少し疲れ氣味の様子が氣になって、声をかけてみたところ「ノルマをこなさなければ、という氣持ちが辛くなってきた」というのです。

そこで、前述した益軒さんのアドバイスを伝えてみました。

「静かに、ゆっくり、シンプルに、が大事らしいですよ。それに、口数を少なくすると氣が減らない、とも書いてありました」

知人は、それから「ずいぶん氣がラクになった！」といって、ノルマを大幅に減らし（笑）、とても元氣になりました。

毎日、誰かと話ができて、それが刺激になるようならそれもよいでしょう。

でも、もし話す機会がなかった日でも「今日は氣を消耗せずに済んだ」と考えたら、それもまたよいのではないでしょうか。

どちらでもよい、という「やわらかいこころ」も「老に至りて娯しみを増す」秘訣だと思います。

『養生訓』の教え

人生の後半では、自分のこころの楽しみだけに氣をつかい、ほかのことによけいな氣をつかわないことがたいせつである（巻第八）

30 外より内で観じる幸福を

「人生は年齢を重ねるほどに楽しくなるし、内側で感じる幸福が増えてくる」

世俗的な娯楽などによる「外側」で感じる幸福に対して、年齢を重ねるにつれて豊かになる「内側」の感性で感じる幸福。

益軒さんが『養生訓』で、もっとも伝えたかったことのひとつでしょう。

「それまでに経験したさまざまなできごとが、若いころにはなかった感性を育んでいる。

だから、楽しみを外に求めなくても、自らのこころの中に楽しみがあることに氣づく。

天地万物の光景の美しさに感動し、草木の成長を愛でることにも、幸福を感じられる」（巻第八）

益軒さんが人生の楽しみについて述べた『楽訓』には「こころの中の楽しみ」について次のように書かれています。

「欲になやまされずに、天地万物の光景の美しさに感動すれば、その楽しみは無限である。この楽しみは朝夕に目の前に満ちている。これを楽しむ人は、山水月花の主人であるから、人に求める必要がない。金で買う必要もない。（中略）およそ世俗の楽しみは心を迷わし、身をそこない、人を苦しませる。君子の楽しみには迷いがなく、心を養う」

僕は、この『楽訓』の一文を読みながら、伊那谷の仙人こと加島祥造《かじましょうぞう》さんが喜寿のときに書いた『タオ』の詩「静けさに帰る」を想い出しました。

虚《うつろ》とは
受け入れる能力を言うんだ。
目に見えない大いなる流れを
受け入れるには
虚で、
静かな心でいることだ。

静かで空虚な心には、
いままで映らなかったイメージが見えてくる。
萬物は
生まれ、育ち、活動するが

すべては元の根に帰ってゆく。
それは、静けさにもどることだ。
水の行く先は―海
草木の行く先は―大地
いずれも静かなところだ。
すべてのものは大いなる流れに従って
定めのところに帰る。
（そして、おお、
再び甦《よみがえ》るのを待つ。）

それを知ることが智慧であり
知らずに騒ぐことが悩みの種をつくる。

いずれはあの静けさに帰り
甦るのを待つのだと知ったら
心だって広くなるじゃないか。
心が広くなれば
悠々とした態度になるじゃないか。

そうなれば、時には
空を仰いで、
天と話す気になるじゃないか。
天と地をめぐって動く命の流れを
静かに受け入れてごらん、
自分の身の上でくよくよするなんて
ちょっと馬鹿らしくなるよ。

『タオ―老子』第十六章（筑摩書房）

帯津先生は太極拳をしているとき「虚空《こくう》」を感じるのだそうです。

「虚空とは、場の階層の最上位にあって、すべてを包み込んでいるもの。人間も、宇宙も、あの世も、すべてこの虚空に含まれています」（帯津先生談）

「静けさにもどる」「定めのところに帰る」というのは、どちらも、いのちの故郷である虚空のことをあらわしているのかもしれませんね。

人生の後半になって、少しずつ虚空へもどる日が近づくにつれ、内側の虚空（こころ）と外側の虚空（自然界）が共鳴する（ほんらい、ひとつであることを想い出す）ことが、天地万物の光景の美しさに感動するような「内側の幸福」を増してくれるのではないでしょうか。

「ひとり静かに毎日を過ごす。それは、本を読んだり、詩歌を吟じたり、月や花、草木、移り変わる四季の美しさを楽しみ、酒はほろ酔いで飲み、庭でできた野菜を調理するといったことのすべてが、楽しみとなり、氣を養う助けとなる」（巻第二）

楽しみを「外」に求めるよりも「こころのうち」に在ると氣づくこと。

僕たちは、気づけば人生を楽しませてくれるたくさんの彩りに囲まれているようです。

『養生訓』の教え

年齢を重ねることで得た豊かな感性があれば、楽しみを外に求めなくても、自らの心の中にあることがわかる。天地万物の光景の美しさに感動し、草木の成長を愛でることにも、楽しみや幸福を感じられる（巻第八）

帯津良一の養生訓7
──人生の後半を豊かに生きる

「人生の幸せは後半にあり」

これは『養生訓』全巻をつらぬいている基本的な思想です。そのひとつのあらわれが『養生訓』全八巻のうちの最後の「巻第八」のテーマを養老にしているところです。そのまた代表的な項目が

「心たのしく残躯《ざんく》を養え」

です。念のために引用しますと、

「老後は、わかき時より、月日の早き事、十ばいなれば、一日を十日とし、十日を百日とし、一月を一年とし、喜楽して、あだに日をくらすべからず。つねに時、日をおしむべし。心しづかに、従容として余日を楽しみ、いかりなく、欲すくなくして、残躯をやしなふべし。老後一日も楽まずして、空し

く過すはおしむべし。老後の一日、千金にあたるべし。人の子たる者、是を心にかけて、思はざるべけんや。」（岩波文庫）

となります。人生の幸せは後半にありの粋と言うべきでしょう。因みに残躯とは、老いぼれて生き残ったからだのこと。伊達政宗（一五六七〜一六三六）の晩年の五言絶句に、

「残躯天所赦（残躯は天の赦す所）」

というものがあります。老後は天も赦してくれるだろうという意味です。八十四歳まで生きた益軒は老境を十分に楽しみました。酒をこよなく愛し、二十二歳も若い愛妻と添いとげ、晩年になって二百冊もの著作をものにしたのですから、大したものです。

そして、『養生訓』の全篇をつらぬく根本思想が

「人生の幸せは後半にあり」

であります。益軒先生は人生の後半を五十歳以後と見ているようですが、

江戸時代の元禄（一六八八～一七〇四）の頃となれば、平均余命はおそらく四十歳弱でしょうから、五十歳以後ともなればずいぶんと押し詰まった感じがしますが、益軒先生が八十四歳まで生きたことを考えると、五十歳以後というのはごく自然のようにみえてきます。

私自身は自分の経験から、六十歳以後を後半と考えていますが、よく言われる人生百歳時代としてみれば、まさに妥当。計算どおりということになります。六十年で再び生まれた年の干支に還るから、数え年六十一歳のことを還暦と称しますが、これぞ後半生のスタートです。だから

「今年で還暦を迎えました」

という挨拶に接すると、心から、

「おめでとうございます」

とお祝いの言葉で応えます。

しかし自分自身が還暦を迎えたときは誰も何も言ってくれませんでした。

ましてお祝いの宴などありませんでした。古稀になったときに、ごく親しい周囲の女性たちがお祝いの宴を初めて開いてくれたので、

「そうか。俺もいよいよ老人の仲間入りか」

と自覚した次第です。

振り返ってみると六十代は体力、知力、酒の量、若いときとまったく変わりません。若者そのままです。それでいて女性の色気を強く感じるようになりました。セックスへの意欲も一向に衰えませんでした。テストステロンもゴナドトロピンも、どちらも旺盛そのものです。

そして七十代。杜甫《とほ》の
「人生七十　古来稀なり」

です。この一行前をご存じですか。

「酒債《しゅさい》は尋常　行く処にあり」

とあります。その意味は

「酒の借金は普段行くところ、どこにでもあるものなのだ」

というころです。そして次の行へ、

「そんなことより、人生は短く、七十まで生きた者はこれまでめったにいない。せめて生きている間、酒でも飲もうではないか」（『漢詩の解釈と鑑賞事典』旺文社）

というのですから杜甫の酒好きも只者ではないですね。

私も七十代に入っても酒量は少しも落ちません。それどころか酒の味わいはなお深みを増してきました。しかし体力は明らかに落ちてきました。六十代のときは新幹線に乗り遅れそうになって、大宮駅のコンコースを全力で走ったものでしたが、七十代にはこれができなくなりました。その分、気持ちのうえでも、一歩老境にという感じが無きにしもあらずでしたが、これを救ってくれたのが、先ほども紹介した五木寛之さんの著書、『百歳人生を生きるヒント』でした。この本のなかで、五木さんは

「七十代は大人の黄金期である」

と言い、

「六十代から、急に女性にもてるようになったとおっしゃる帯津さんにとって、七十代はまさに黄金期ではなかったかと思います。」

と書いてくれました。

いやあ、先輩はありがたきかな。元気をいただきました。いったん沈みかけていたわが老境が大きく浮上してきました。仕事はますます楽しく、酒の味わいはますます深く、そして太極拳がますます好きになってきました。まさに人生の幸せは後半にありです。

最後になりましたが、その人生の後半を幸せにするために私がしばらく前から提唱しているのが

「ナイスエージング」

ということです。いくら長く生きても老化と死とはかならずやって来るの

ですから、これは絶対に避けることができません。だから、アンチエージングなどと言って、これを逃れようとしてもまったく詮もないことです。

そこで、老化と死とをそれとして認め、これを受け容れたうえで、楽しく抵抗しながら、自分なりの養生を果たしていき、生と死の統合を目指すことを「ナイスエージング」と呼ぶことにしたのです。ナイスエージングのためのわが構成要素は最後の晩餐、講演と執筆、太極拳、恋心、といったところです。こうして考えただけで、わが後半生の一日一日が充実してくるというものです。

皆さん！　ありがとう！

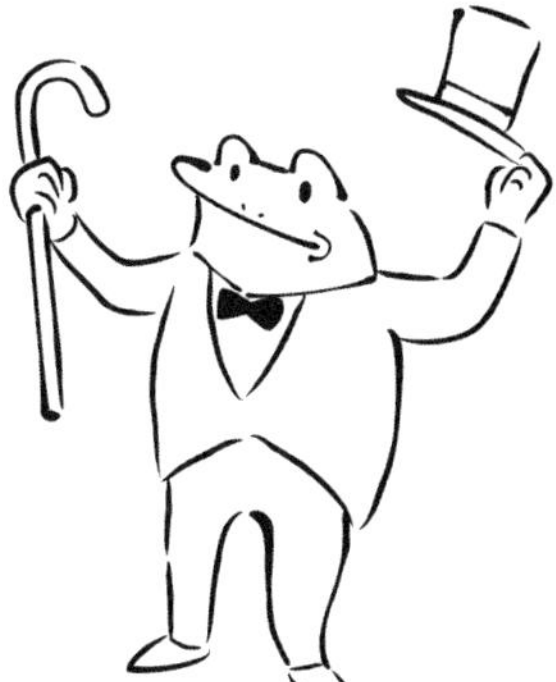

養生対談

帯津良一 × 鳴海周平

撮影／高橋聖人

人生は、後半になってからが本番

鳴海　人生のお手本として尊敬する帯津先生と「人生の後半を幸福に生きる」というテーマをご一緒させていただき、あらためて年齢を重ねていくのが楽しみになりました。

　本書を書き進めるにあたって、各界で活躍する諸先輩がたの著作も参考にしましたが、皆さん口を揃えたように「人生の幸福は後半にあり」とおっしゃっているんですよね。

　百歳を過ぎてからも日本画家として活躍された篠田《しのだ》桃紅《とうこう》さんは「若いうちは考えられなかったことを、老いてずいぶん色々感じたり、知ることができたから、

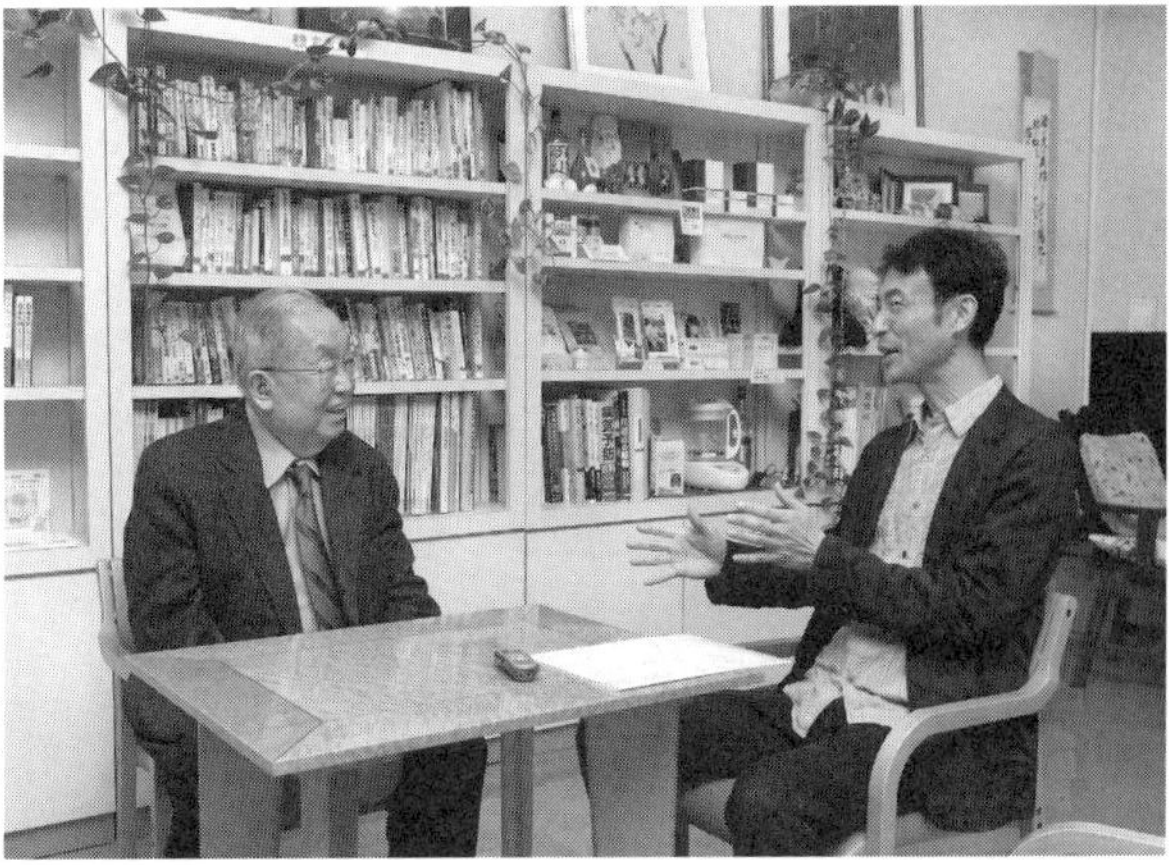

やっぱり長生きしてよかったと思いますよ」と書いていますし、作家の森村誠一さんも八十八歳のときに書いた本のなかで「老後や余生とは、ある意味、『ご褒美のようなものである』とか「余生ではなく、誉生」として「六十歳、七十歳といった年齢になってからこそが、本番なのだとみなしてしまっていいのではないか」とも述べています。

帯津　本当にそのとおりだと思いますね。私も、人生が華やかになってきたなぁと感じたのは六十歳を過ぎてからです。いろいろなことがみえてきて、生きることが楽しくなってきました。女性にもモテるようになりました（笑）。

だから、まだ人生の道理や本当の楽しみを知らない状態を望むようなアンチエイジングという言葉はあまり好きになれません。夏の若葉もいいですが、秋の紅葉や冬に落葉した木々には、より大きくこころを打つものがある。歳を重ねて道理や楽しみがわかってくるにつれ、幸福感もまた増していくものなのだと思います。

作家の五木寛之さんは五十歳になってから大学に通いはじめたそうですが「勉強がこんなに面白いと氣づくことができたのは、若いときにはみえていなかったことがたくさんあるということだ」と仰っていました。古典を読んで、腹の底から納得し、つくづく共感できるようになったのも五十歳を過ぎてからだそうです。

学ぶことの面白さに気づくことも、人生後半の楽しみのひとつですね。

鳴海　前述の篠田桃紅さんも「若いときにはこういうお皿だと思っていたのが、歳をとったら別の面白さを見出すようになる。ひとつの花が咲いているのをみる目も、若いときと全然違ったものにみえる」と述べています。

諸先輩のお話を伺っていると、年齢を重ねるごとに培われていく感性が、どんなことを「楽しい！」と感じてくれるようになるのか、とても楽しみになります。

こころとからだの健康にたいせつなこと

帯津　人生の後半を楽しむにあたって意識したいことのひとつに「足腰を鍛えておく」ということがあります。というのも、この人は素敵な歳の重ね方をしているな、と思う人はみな凛としていて姿勢や歩き方がとても格好良いのです。

青森で「森のイスキア」を主催していた佐藤《さとう》初女《はつめ》さんは九十歳を過ぎても背筋をスッと伸ばして音もなくリズミカルに足を運ばれていましたし、伊那谷の老師こと加島祥造さんは私よりひと回りも年上なのに、天竜川の土手を一緒に歩いていてどんどん置いていかれました。後ろ姿は、サン＝テグジュペリの『星の王子さま』を彷彿とさせましたね。

鳴海　たしかに、歩き方が格好いい人はお元気ですね。

ウォーキングには、足腰の筋肉を鍛える効果の他にも、リズミカルな動きが脳内物質のセロトニンを分泌させて心身のバランス（自律神経）を調えたり、脳への血流促進が認知症予防につながることなどもわかっているそうです。

糖尿病の薬を服用していた知人は、一日一万歩のウォーキングをするようになってから自然に血糖値が下がって薬が必要なくなったと言っていました。

帯津　歩くことの効用は大きいですね。私の場合は診察のときの、立ったり座ったり移動したり、というこまめな動きが筋力を維持してくれていると思っています。掃除や洗濯といった家事全般も、こまめにからだを動かすいい機会になるのではないでしょうか。

鳴海　益軒さんも「からだをこまめに動かしていれば、氣はめぐって滞らない」と述べていましたね。エレベーターやエスカレーターではなく階段を使うとか、買いものする場所を何箇所かに分けてみるなど、日常生活でも「からだをこまめに動かす」機会を意識して増やすといいかもしれません。

帯津　日常生活で外に出る機会を増やすと自然に運動量も増えるでしょう。外食で行きつけのお店をつくっておくのもいいですね。私は定期的に行く鰻屋さんや中華料理のお店などがあります。移動は運動になるし、馴染みのお店だと会話もできる。そして、たまには飛び込みで新しいお店を開拓するのも楽しい刺激になるでしょう。

鳴海　エッセイストの島敏光さんは『爺の暇つぶし』（ワニ・プラス）という本のなかで「飛び込みで美味しい店を見分ける方法」について「門構えがきれいすぎないが汚すぎない、お洒落すぎないがダサくはなく、ゴテゴテしないがある種の風格があるお店」と述べていました（笑）。旅先などでは、とくに楽しい刺激になりそうですね。

帯津　外食をしたり、旅に出かけたり、映画や演劇などを観に行くなど、外に出ることは、こころにもからだにもよい刺激を与えてくれるでしょう。

鳴海　現在は年に千本以上の映画が封切りされていると聴きました。前述の島敏光さんは「いい映画の見分け方」についても教えてくれていて「安全策としては『午前十時の映画祭』からはじめる」という手もあるそうです。名画をデジタル版でよみがえらせているのでまずハズレがないと。しかも、六十歳以上だと千円で入れるところがほとんどなので手軽に出かけられます。「からだは動かさないとナマるように、こころも感動がないとサビつきます。映画はこころの健康を保つためのトレーニングです」とも述べていました。

帯津　私も映画少年でしたから、名画からたくさんの感動をもらいましたよ。素晴らしい思い出が余韻として残っていくことも人生の後半を豊かに生きることにつながるでしょう。

楽しいことを探したり、美味しいものを食べたり、趣味をみつけて楽しんだりといったことは、こころの健康を保つ方法でもありますから、映画でも外食でも、外に出る機会をどんどん増やすことをお勧めしたいですね。

鳴海　年齢を重ねるほど、自由になる時間も増えてくるでしょう。五木寛之さんは

「退屈な時間をどうすごすか、などと考えることは、本当は素晴らしく幸福なこと」と仰っていましたが、タイム・イズ・マネーと考えたら、たいへんなお金持ちということになります。

帯津　まさに「時は金なり」ですね。お金といえば『養生訓』の研究家としても知られる立川昭二《たつかわしょうじ》さんが、人生の後半を幸せに生きる条件として「生活費」「健康」「生きがい」の三つを挙げていました。たしかに、現実として生活費がないとたいへんです。私の場合は毎日の晩酌代がないと生きていけません（笑）。『わが谷は緑なりき』という映画の冒頭で、炭鉱夫たちがその日の給金をもらって家路に就くシーンがあるのですが、これを観てから、私も日銭を稼いで、その稼ぎで晩酌をして一日を終えるという生き方にあこがれてきました。講演会でいただいたお金を内ポケットに入れて、帰りの空港や駅の居酒屋で一杯やるときの幸福感は最高です。そもそもお金は使うためにあるものですから、将来のことを心配して溜め込むよりも、喜びやときめきのために生かすことで、こころもからだも健康を保つことができる。せっせと日銭を稼ぎ、それで晩酌をするというのが、私の健康法であり、生きがいでもあるんです。

鳴海　帯津先生は「生活費」と「生きがい」がセットになっていて、そのことが「健康」にもつながっている。立川昭二さんが仰る「人生の後半を幸せに生きる三つの条件」が、そのままライフスタイルになっているんですね。

今年九十歳になった評論家の樋口恵子さんは「どんなささやかな仕事でも、人と接する機会が生まれて、人の役に立てて、現金収入が得られる」という理由で「月にわずかでもいいから、働いて収入を得ること」を勧めています。働くとからだを動かすことになるし、新しい出会いや仕事も、よい刺激になりそうです。

帯津　益軒さんも「家業に励むことが養生の道」と説いていますね。家業とは、先祖伝来のものに限ったことではないので、何歳になってもなにかしら働いていることが、こころとからだの健康にはたいせつだということでしょう。

検査数値に一喜一憂しない

鳴海　帯津先生とご一緒させていただく晩酌がとても楽しいのは「人生の後半を幸せに生きる三つの条件」を体現していらっしゃるからなんだと、今回あらためて感じています。お酒のペースも、この二十年来ほとんど変わっていませんね。

帯津　それは、半世紀くらい変わっていないかもしれません（笑）。ただ、血液検査では肝機能の指標となるγ-GTPの値が正常値の八倍くらいあって、総コレステロールも中性脂肪も正常値をオーバーしています。腹囲も九十センチ以上あるのでメタボリックシンドロームの仲間入りをしている状態です。それでも、こうやって元氣に過ごしていますから、検査数値を氣にする人には「私のほうが高いですよ」と言って、安心してもらっています（笑）。だいたい、百パーセント健康な人などいませんし、絶対的な基準ではない検査数値に振りまわされるのはこころの健康にもよくありません。私のように「高値安定」を維持しながら、メタボなんて余計なお世話くらいに思っているほうが、元氣でいられるのではないでしょうか。健康診断の結果に一喜一憂しないことも、人生の後半を楽しく生きるコツだと思います。

鳴海　僕はもう二十年以上、健康診断を受けていませんが、検査数値の基準はよく変わっているようですね。健康の常識も日々変化していて「糖尿病の人のほうがアルツハイマーになりにくい」という、これまでとは逆の説も出ているようです。薬やインスリンの力で制御するという従来の治療方法が、その原因となっていた可能性も示唆されているとか。

他にも「コレステロール値が高めの人のほうが長生きしている」といった説など、こうした「これまでの医学会の定説とは正反対のことが起きている」ということが、和田秀樹さんの『80歳の壁』（幻冬舎）に書いてありました。

帯津　年齢や体質、環境などによって一人ひとり「健康的な数値」は異なってあたりまえだと思えば、ある程度の年齢に達して元氣な人こそ、本当の意味での「正常値」でしょう。検査の数値だけで、やたらに薬を処方するような医者であれば、氣をつけたほうがいいかもしれません。

鳴海　益軒さんが述べているように、安心して相談できるお医者さんをみつけることや、薬と上手に付き合うことも、人生の後半をよりよく生きるためにたいせつですね。

自然界の摂理は、出すほうが先

帯津　内臓の動きや体温、血圧や代謝など、ふだん意識的にはコントロールしていないはたらきを調整する「自律神経のバランス」も、前出した三つの条件の「健康」に大きく関係する要素です。「自律神経のバランス」は、どんなことも「ゆっくり、ていねいに」おこなうことで調うことがわかっています。家事や食事など、日常生活におけるさまざまなことにあえて時間をかけてみることができるのも、時間に余裕ができてくる年代の特権でしょう。

鳴海　自律神経のバランスがとれているときは、動作も自ずとていねいになっているので、動作のほうから自律神経へアプローチするというのは、とても理にかなった方法ですね。

帯津　なかでも「呼吸」は自律神経の状態が、もっともわかりやすく反映されます。毎朝、患者さんとおこなっている太極拳などの氣功は「調身・調息・調心」から成り立っているので、自然に呼吸が調い、自律神経のバランスにも作用していると考えられるわけです。

鳴海　氣功をはじめてから人相がよくなる人が多いのは、自律神経のバランスが調うことで、こころにもゆとりができるからなのでしょうね。「息」という字が「自らの心」と書くことや、生きる（イキる）、生き生き（イキイキ）といった言葉の響きにも、呼吸のたいせつさが秘められているような気がします。

帯津　「呼吸」という字は「吸う」ほうがあとだから、人生も「オギャー」と息を吐いてはじまって、この世を去るときは「息を引きとる」といいます。そうした「自然界の摂理」のようなものが「呼吸」という、いのちの根幹にあらわれているのかもしれません。

鳴海　呼吸の「出すほうが先」というのは、赤ちゃんが生まれてきたときに「母乳を飲むまえに胎便を出す」というところにもあらわれていますね。そして、亡くなるときには「死に水をとる」というように、少しの水を飲ませて送り出します。「出入り口」という言葉や「give & take」など、先人は「自」然界の「分」身（自分）として「自然界の摂理」のなかで存在していることを、肌感覚としてわかっていたのではないでしょうか。

帯津　「出すほうが先」ということが、自然界の摂理であるなら、人生もまた、先に出すことでスムーズに循環していくことになります。たとえば、自分がしてもらったら嬉しいことを、まずは自分のほうからしてみる。与え好きの人の人相がよいのは、そうした摂理のあらわれとも考えられます。

鳴海　「出すほうが先」を実践してみることは「人生とは楽しいもの」という益軒さんの言葉を実感する早道にもなりそうですね。

誰かの役に立てたり、喜んでもらえることを嬉しいと感じるのは、自然界の分身として備わっている本能なのかもしれません。

なにごとにも、ほどよいタイミングがある

帯津　「氣功」をしていると、たまに「これは！」と、ほれぼれするような技の持ち主があらわれます。そのような人に「どのくらい氣功をしているのですか？」と質問すると、異口同音に「四十年」という答えが返ってきます。

興味深く思ったのは、毎日何時間もかけて真面目に氣功をしている人と、ときどきサボりながらもそれなりに続けている人とでは、年数を重ねていくうちに、あまり変わらない境地へ達しているということなんです。技うんぬんよりも、内面で熟

成されたものが醸し出されてくるといった感じです。

これは人生にも通じていることかもしれません。

若い頃はバリバリ働いていたとしても、あるところから生き方、考え方を氣功型に変えてみる。競争や外聞よりも、自らの内面をみつめて、それまでの経験を熟成させていくのです。

そんな氣功型の生き方をしていると、歳を重ねて年季を積むほどに人間としての深みが出てきて、味わいを醸し出せるようになるのではないか……そんな気がします。

鳴海　氣功の達人に至る「熟成」の様子が、歳を重ねることにも通じていると思ったら、なんだか嬉しくなりますね。内面で熟成されたものが醸し出されてくる、という感じは、ワインやウイスキーが熟成を経て美味しくなることにも通じているように思います。

帯津　お酒にたとえると、いっそう身近に感じて、嬉しくなります（笑）。

まだ若かりし頃、看護師さんの間で私は「ほとけのおびっちゃん」と呼ばれていました。怒ったり、大声をあげたりしたところをみたことがないという理由からです。そのうち「ほっとけのおびっちゃん」と囁かれるようになりました。これは、なんでも気にせず放っておくという意味です（笑）。そんなふうに、若い頃から「こうでなければならない」とか「絶対にこうすべきだ」というこだわりは極めて少ないほうで、たいていのことは、どちらでもいいというスタンスでした。この「ほっとけ」の度合いが、歳を重ねるにつれてますます高まっているように感じているのです。

これはおそらく、なにごとにも熟成していく過程があるように「ほどよいタイミング」というものが人生全般をとおしてあることに気づいたからなのではないかと思います。

鳴海　たしかに、なにごとにもタイミングがあると思えば、思いどおりにならないことにイライラしたりせず「いまは熟成中なんだ」という考え方に切り替えられますね。

「ほとけ」の語源は「ほどけた人」と聴いたことがあります。

ほどけた人とは、囚われやこだわりが少ない人のことでもあるので「ほとけ」にも「ほっとけ」にも通じています（笑）。

帯津　歳を重ねて「ほっとけ」の境地になると、益軒さんのいう「なにごともほどほどがよい」という言葉が実感としてわかってきます。からだが自然にそうした状態を心地よいと感じるようになるんですね。とくに努力しなくても、食べる量は少しで満足できるようになるし、大酒を飲むこともなくなります。色欲への欲求や関心も少なくなって、短い睡眠時間でも満足できるようになります。

『養生訓』のなかで、控えたほうがよいと書かれている「内欲」は、歳を重ねるごとに少なくなっていくもののようです。これも「ほどよいタイミング」ですね。

死後の世界はあるだろう

鳴海　ある程度の年齢を重ねていくなかで「仙人」のような雰囲気を醸し出している人がいるのは、内欲が年齢とともに自ずと少なくなっていったからなのかもしれませんね。

帯津　そうやって、だんだんとあの世へ向かう準備をしているのでしょう。

「ほどよいタイミング」というのは「死にどき」についても、いえることだと思うんです。

比叡山の大《だい》阿《あ》闍梨《じゃり》に伺ったことがあるのですが、知り合いのおばあさんは、ある春の日に畑仕事へ出かけて、休憩中にあまりにも暖かくて気持ちがよかったらしく、こっくりこっくり居眠りをしながら息を引きとったそうです。なんとも羨ましい亡くなり方ですね。ほどよいタイミングであの世へ旅立つというのは、こういうことかと思いました。

私だったらひとり下駄履きで居酒屋へ行けなくなったときが、そのタイミングかなぁ（笑）。

鳴海　永井荷風さんの『日和下駄』のイメージですね。

脚本家の倉本聰さんが、新聞のエッセイで御父様が亡くなったときのことを書いていました。当時、倉本さんは高校生だったそうですが、御父様が狭心症の発作であぶない状態だったとき「みんなで賛美歌を歌おうよ」と言って、歌い終わったとたんに天井の一点をみつめながら「きたきた！」と笑って亡くなったそうです。「なにかが迎えにきた印象がして、なにかに立ち向かうような力強さも感じた」と倉本さんは述べていましたが、とても素敵な旅立ち方だなと思いました。

帯津　そのお話も素晴らしいですね。私も、あの世への旅立ち方には、ずっとイメージがありました。仕事中、病院の廊下を歩いていて、ふいに前方に倒れ込んだ私を一緒に歩いている看護師が抱きとめる。私は彼女の胸に顔を埋めてこと切れる。なんとも幸せな旅立ちではないですか（笑）。

ただ、こうしたイメージにも、だんだんこだわりがなくなってきました。作家の五木寛之さんは「理想の死に方は野垂れ死に」と仰っていましたが、死後の世界に希望を抱きながら行くのであれば、どこで、どんなふうに死んでもいいと思えてきたんです。

鳴海　五木さんは帯津先生との対談本『生死問答』（平凡社）のなかで、ブッダの旅立ちが典型的な野垂れ死にだったことを挙げて「野垂れ死にの覚悟ができれば、からだの不調があっても検査せずにただただ不快な症状だけを取り除いて、貯金もせず、一日一日をたいせつに生きていけるような気がする」と述べていましたね。たしかに、こうした覚悟があれば、生き方の可能性はもっと自由に広がっていくような気がします。

帯津　もうひとつ、死に方を気にしなくなったのは「死後の世界はあるだろう」ということが、実感としてわかるようになったからです。

これまでたくさんの患者さんを看取ってきましたが、亡くなったあと、ある瞬間に表情がパッと変わるんです。皆さん、ものすごくいいお顔になる。その顔をみるたびに「ああ、この世でのお勤めを果たして魂の故郷へ帰っていく安堵の顔だなぁ」といつも思うのです。死の先に、なにか素晴らしいところがあるからこそ、こんなに満足と喜びに満ちた表情になるのだなあと。

落語家の立川談志さんと対談したときに「死後の世界はあると思いますか？」と質問したら「帰ってきた人がいねぇんだから、さぞかしいいところなんだろうな」という答えが返ってきましたが（笑）、私もまったく同感ですね。

鳴海　哲学者の池田晶子さんが「池田は死ぬが私は死なない」と述べていることや、夏目漱石が門下生への手紙のなかで「死んでも自分はある。しかも本来の自分には、死んで始めて還れるのだと考えている」と書いていることなども「死後の世界」を感じさせてくれますね。

帯津　私は「死後の世界」を「虚空」とも呼んでいます。人は、肉体的な死を迎えても、本質である「いのち（魂）」は永遠に生き続ける。その「いのち」の源泉が、虚空であるという解釈です。「死ぬ」と「からだ」は大地へ還って「いのち」は故郷の虚空へ還る。

私が長年探求しているホリスティック医学は、死後の世界までを視野に入れていますが、もし、この世にいる間に志が実現できなくても、続きはあちらでやればいいわけですから気がラクです（笑）。そのためにも、こちらにいる間は内なるエネルギーを高めて、ほどよいタイミングがきたら勢いよくあちらへ旅立って行こうと思っています。

鳴海　この世で高めたエネルギーのままあの世へ行けるのであれば「あす死ぬとわかっていてもするのが養生である」という五木さんの言葉のとおり、内なるエネルギーを高めるためにも楽しみながら養生を続けたいですね。

人生の幸福は後半にあり

帯津　内なるエネルギーとともに、歳を重ねるにつれて豊かになっていくのが感性です。

鳴海さんが、篠田桃紅さんの「ひとつの花が咲いているのをみる目も、若いときと全然違ったものにみえる」という言葉を紹介していましたが、四季の移り変わりなどのなかに、若いときにはまったく気づかなかった美しさや愛おしさを感じられるようになってきます。

本居宣長《もとおりのりなが》が『源氏物語』の本質は「もののあわれ」にあって、それは美意識であると述べていますが、星空や月、道端に咲いている花などをみて「ああ、美しいなぁ」と深くこころに感じることが、以前にも増して多くなってきたように思います。

益軒さんが「年齢を重ねることで得た豊かな感性があれば、楽しみを外に求めなくても、自らの心の中にあることがわかる。天地万物の光景の美しさに感動し、草木の成長を愛でることにも、楽しみや幸福を感じられる」と述べているとおりだなぁと日々実感しているところです。

鳴海　帯津先生の域にはまったく達していませんが、僕も「あれ？　こんなところに、こんなかわいい花があったんだ」とか「空って、こんなにきれいだったかな」と気づくことが多くなってきました。日常のなかで、こうした小さなことに感動できる機会が増えていくことも「人生は後半になるほど豊かになっていく」ということに、つながっているのかもしれませんね。

帯津　本書の冒頭で鳴海さんが紹介してくれたように、六十代の頃はいまが人生の華だと思っていたのが、七十代になってみるとこれがまたよくて、八十代になったいまは、人生がますます楽しくなってきているんです。いろいろなことに「ときめき」を感じる機会が増えて、内なるエネルギーがその都度高まっている。そんな感じがするんです。

鳴海　五木さんが「一箇の人間の美しさや魅力は、若さを超える。挙止動作、服装、経験と包容力、スピルチュアルな深さ、知識、などなど、すべてのものが一体となって花開くのが黄金の林住期《りんじゅうき》（古代インドで人生を四つに分けたうちの『人生の後半』をあらわす言葉）」と述べているとおりですね。

帯津　そういったわけで「人生は後半になればなるほど楽しい！」という益軒さんの言葉には、まったく同感なのです。

　感性が豊かになって、内なるエネルギーが高まる幸福感。そして、それが死後も続いていく楽しみ。あの世では、先に行っている先輩や友人と一献傾けられる楽しみもあります。

「千金にも値するような人生の後半を楽しまないのはもったいない！」という益軒さんの言葉にしたがって、これからも美味しくお酒をいただきながら内なるエネルギーを高めていきたいと思います。

あとがき

不肖、私はがん治療の現場に身を置いて、まもなく六十二年目を迎えます。最初の二十年は外科医として食道がんの手術に明け暮れ、つぎの五年で中西医結合によるがん治療を掲げた病院を開設して、その後の三十七年がホリスティック医学を追い求めてきたということになります。

ホリスティック医学とは、体、心、命が一体となった人間まるごとを対象とする医学です。あまりにも要素還元主義に陥ってしまった西洋医学に対する批判、あるいは反省から、一九六〇年代のアメリカ西海岸で起こったと言われています。

がんは体だけの病気ではなく、心にも命にも深く関係した病気ですから、どうしても、これに対するにはホリスティック医学を当てなくてはならないのです。そのホリスティック医学の一翼を担うのが、命のエネルギーを高めて生命を正しく養おうという「養生」なのです。多くの養生書と接するなかで好きになった養生書のひとつが、貝原益軒の『養生訓』でした。

何が好きかって、この本には人間愛というのか、いわゆるヒューマニズムが溢れているのです。これは益軒先生の天性の然らしむるとこでしょうが、二十一歳のときに黒田藩主・黒田忠之の怒りをかって禄を失い、七年間の長期にわたって浪人生活を余儀なくされたという挫折も一役買っているのではないでしょうか。

かく言う私もすでに八十六歳。

本書の底流を為す「人生の幸せは後半にあり」が身にしみてわかってきました。だから老化と死とをそれとして認め、受け入れた上で、楽しく抵抗しながら、自分なりの養生を果たしていくという、ナイスエイジングの日々を楽しんでいます。

最後に、畏友鳴海周平さんとの楽しいひとときをすごす機会をくれたワニ・プラスさんに感謝の意を捧げたいと思います。

二〇二二年十一月一日　帯津良一

参考文献

『あなたに贈る 食の玉手箱』星澤幸子・鳴海周平（ワニ・プラス）
『生きるコツ』姜 尚中（毎日新聞出版）
『不安と折り合いをつけて うまいこと老いる生き方』中村恒子・奥田弘美（すばる舎）
『老いの福袋』樋口恵子（中央公論新社）
『老いる意味』森村誠一（中央公論新社）
『貝原益軒　養生訓　最後まで生きる極意』帯津良一（朝日新聞出版）
『神さまに好かれる話』小林正観（三笠書房）
『還暦からの底力』出口治明（講談社現代新書）
『原初生命体としての人間』野口三千三（岩波現代文庫）
『口語 養生訓』松宮光伸訳註（日本評論社）
『これでおしまい』篠田桃紅（講談社）
『サイエンスとスピリチュアルのあいだ』天外伺朗・前野隆司（ワニ・プラス）
『爺の暇つぶし』吉川 潮・島 敏光（ワニ・プラス）
『死ぬまでボケない1分間〝脳活〟法』帯津良一・鳴海周平（ワニ・プラス）
『生死問答』五木寛之・帯津良一（平凡社）
『〈小食・不食・快食〉の時代へ』はせくらみゆき・鳴海周平（ワニ・プラス）

『図解 養生訓』齋藤 孝（ウェッジ）
『すべては見方次第』高島 亮（扶桑社）
『すらすら読める養生訓』立川昭二（講談社）
『タオ―老子』加島祥造（筑摩書房）
『〈達者な死に方〉練習帖』帯津良一（文藝春秋）
『「糖化」を防げば、あなたは一生老化しない』久保明（永岡書店）
『Dr.帯津の老いから学ぶ「大逆転」のヒント』帯津良一（海竜社）
『なぜ、「これ」は健康にいいのか？』小林弘幸（サンマーク出版）
『80歳の壁』和田秀樹（幻冬舎）
『87歳、古い団地で愉しむ ひとりの暮らし』多良美智子（すばる舎）
『百歳人生を生きるヒント』五木寛之（日経プレミアシリーズ）
『ボケないヒント』帯津良一（祥伝社）
『上手に生きる養生訓』平野繁生（日本実業出版社）
『林住期』五木寛之（幻冬舎）
『養生訓』貝原益軒 現代語訳：城島明彦（致知出版社）

1分間養生訓
人生の後半を幸福に生きるための30のヒント

著者 帯津良一
鳴海周平

2023年1月5日 初版発行

帯津良一（おびつ・りょういち）
1936年埼玉県生まれ。日本ホリスティック医学協会名誉会長。日本ホメオパシー医学会理事長。1961年東京大学医学部卒。現在、帯津三敬病院名誉院長。西洋医学に中医学やホメオパシーなどの代替療法を取り入れ、ホリスティック医学の確立を目指している。『健康問答』（五木寛之氏との共著／平凡社）ほか著書多数。

鳴海周平（なるみ・しゅうへい）
1971年北海道生まれ。エヌ・ピュア代表として心身を癒す「自然の摂理にかなった商品」の開発・普及にあたる傍ら、健幸エッセイストとして、こころとからだの健幸情報を講演や著作などで発表している。著書に『医者いらずになる「1分間健康法」』『死ぬまでボケない 1分間〝脳活〟法』（共に帯津良一氏との共著、ワニ・プラス）などがある。

発行者 佐藤俊彦
発行所 株式会社ワニ・プラス
〒150-8482
東京都渋谷区恵比寿4-4-9 えびす大黑ビル7F
電話 03-5449-2171（編集）
発売元 株式会社ワニブックス
〒150-8482
東京都渋谷区恵比寿4-4-9 えびす大黑ビル
電話 03-5449-2711（代表）
装丁 橘田浩志（アティック）
柏原宗績
イラストレーション 岡本典子／TOPECONHEROESダーヤマ
https://chojugiga.com
DTP 株式会社ビュロー平林
印刷・製本所 大日本印刷株式会社

ISBN 978-4-8470-6203-2
ワニブックスHP https://www.wani.co.jp